ÉTUDES

SUR LE

GOÎTRE ET LE CRÉTINISME

PAR

MAX. PARCHAPPE

INSPECTEUR GÉNÉRAL DE 1re CLASSE DU SERVICE DES ALIÉNÉS
ET DU SERVICE SANITAIRE DES PRISONS DE FRANCE

DOCUMENTS MIS EN ORDRE ET ANNOTÉS

PAR

M. LE Dr L. LUNIER

PARIS
G. MASSON, ÉDITEUR
LIBRAIRE DE L'ACADÉMIE DE MÉDECINE
PLACE DE L'ÉCOLE DE MÉDECINE

1874

ÉTUDES

SUR LE

GOÎTRE ET LE CRÉTINISME

IMPRIMERIE DE E. DONNAUD
9, RUE CASSETTE, 9

ÉTUDES

SUR LE

GOÎTRE ET LE CRÉTINISME

PAR

MAX. PARCHAPPE

INSPECTEUR GÉNÉRAL DE 1re CLASSE DU SERVICE DES ALIÉNÉS
ET DU SERVICE SANITAIRE DES PRISONS DE FRANCE

DOCUMENTS MIS EN ORDRE ET ANNOTÉS

PAR

M. LE Dr L. LUNIER

PARIS
G. MASSON, ÉDITEUR
LIBRAIRE DE L'ACADÉMIE DE MÉDECINE
PLACE DE L'ÉCOLE DE MÉDECINE

1874

Lorsqu'au moins de juin 1860 la France prit possession de la Savoie, l'une des premières questions qui s'imposèrent à la sollicitude de notre administration, fut celle du goître et du crétinisme. La Commission créée en 1845 par le roi de Sardaigne, pour étudier le crétinisme dans toutes les parties du royaume, avait, dans un excellent rapport, publié en 1848, fait ressortir notamment la présence d'un nombre relativement considérable de goîtreux et de crétins dans les divers mandements de la Savoie, et elle avait conclu à la nécessité de recueillir les crétins dans un institut semblable à celui de l'Abendberg et de prendres des mesures énergiques pour lutter contre l'endémie du goître et du crétinisme.

Les événements graves qui bouleversèrent à cette époque le nord de la péninsule italienne, n'avaient pas encore permis au Gouvernement sarde de faire l'application, sur une large échelle, des mesures prophylactiques formulées par la Commission : c'est à la France qu'il appartenait de terminer ce qui avait été si bien commencé.

Lorsque l'Empereur visita les provinces récemment annexées à la France, Parchappe, qui avait été chargé par le Ministre de l'intérieur d'étudier les moyens d'y organiser le service public des aliénés, fut amené à faire connaître directement au chef de l'Etat les besoins du service et la nécessité de prendre des mesures spéciales à l'égard des crétins.

Les résultats de l'intervention de notre honorable et distingué confrère ne se firent pas longtemps attendre. Deux décrets, signés à Thonon le 31 août 1860, déclarèrent l'asile de Bassens établissement public, y réservèrent cent places aux crétins et aux idiots les plus infirmes de la Savoie, et affectèrent une subvention de 400,000 fr. au payement de la dette et aux frais de construction et d'organisation de l'asile public de Bassens.

Nous n'avons pas à exposer les causes qui firent ajourner indéfiniment la création à Bassens du quartier spécial destiné aux crétins ; nous ne pouvons qu'exprimer le regret que les promesses faites à cet égard par le département de la Savoie n'aient pas été tenues, et que les sommes destinées à la création du quartier de crétins aient reçu une autre destination.

Mais Parchappe, dans la note qu'il avait été invité à remettre à l'Empereur, ne s'était pas contenté de demander l'annexion d'un quartier de crétins à l'asile de Bassens, il avait insisté avec énergie sur la nécessité « d'instituer une enquête sur l'état du crétinisme en Savoie, sur sa nature, ses causes et les moyens de favoriser son extinction. » (Rapport au ministre du 26 déc. 1860.)

Parchappe, dans le rapport que nous venons de citer, rappelle qu'en répondant à une interpellation de l'Empereur, il avait exprimé l'opinion « qu'il était permis de fonder l'espérance de l'extinction graduelle du crétinisme endémique, sur la double influence du progrès général de la civilisation et de l'application sagement combinée des ressources de la science et de l'administration à la neutralisation des causes de cette dégénération de l'espèce humaine », et il avait ajouté que pour arriver à ce résultat, il était nécessaire de recourir « à une nouvelle enquête destinée à contrôler, développer et compléter celle qui avait été entreprise en 1845 par le Gouvernement sarde » ; mais à la condition, « d'adopter une méthode fondamentalement différente et de demander séparément dans des enquêtes distinctes, à l'administration et à la science, ce qui ne peut être sûrement et complétement atteint que par l'une ou l'autre. »

Dans sa note à l'Empereur, Parchappe avait insisté sur la nécessité d'éviter de confondre dans une seule et même enquête le goître et le crétinisme. Aussi, dans le programme d'enquête qui lui avait été demandé par le Ministre de l'intérieur, exprime-t-il le vœu que cette enquête ne soit pas limitée à la Savoie, et qu'elle soit étendue à toute la France.

C'est ainsi que la question fut envisagée par l'administration supérieure : le 19 déc. 1861, en effet, M. le Ministre de l'agriculture et du commerce, d'accord avec son collègue de l'intérieur, prit un arrêté portant formation d'une Commission qui serait « chargée de réunir les documents administratifs que possédaient les deux Ministères sur la question du goître et du crétinisme, de coordonner ces renseignements, de les résumer et de proposer, dans un avis, les mesures propres à remédier au mal, ou à l'atténuer autant que possible. »

Cette Commission fut composée de MM. Rayer, *président*, de Boureuille, Anthelme, Constans, Julien, Mélier, Morel, Parchappe, Tardieu et Vaudremer, *secrétaire*.

Dès sa première réunion, la Commission demanda l'adjonction de M. Baillarger qui, par un arrêté en date du 3 févr. 1862, fut appelé à en faire partie comme représentant spécialement l'Académie de médecine, qui avait reçu de son côté de nombreux documents sur la question.

Par suite du décès ou du changement de situation de plusieurs de ses membres, la Commission, de 1860 à 1870, fut en partie renouvelée. MM. Lunier, Rousselin, Fauvel, Cerise, Nayron, Dumoustier de Frédilly et Ozenne remplacèrent successivement MM. Anthelme, Parchappe, Mélier, Rayer, Vaudremer et de Boureuille : enfin, en 1867, M. le professeur Tardieu, déjà membre de la Commission, fut appelé à la présider en remplacement de M. Rayer.

Quoi qu'il en soit, dès les premières séances de la Commission, Parchappe, dont les rapports à l'Empereur et au Ministre de l'intérieur avaient puissamment contribué à sa création, et qui avait un programme tout préparé, offrit à ses collègues de leur communiquer successivement les résultats de ses travaux. La proposition fut acceptée, et les communications de Parchappe autographiées et tirées à une vingtaine d'exemplaires devinrent le point de départ des discussions de la Commission qui accepta, après quelques modifications de détail, le programme présenté par Parchappe pour l'enquête statistique.

C'est ce travail préparatoire, complété par des notes trouvées dans les papiers de Parchappe, que j'ai mis en ordre et que, sur le désir manifesté par Mme Parchappe, j'offre aujourd'hui au public médical.

J'ai tenu à ne rien supprimer du travail de Parchappe ; j'ai cru seulement devoir signaler en note les quelques documents statistiques qui n'ont pas été confirmés par l'enquête française de 1864, dont les résultats n'ont été connus qu'après sa mort.

Bien que le travail de Parchappe constitue surtout, comme il le dit lui-même, une appréciation de l'état actuel de la science sur la question du goître et du crétinisme, il n'en contient pas moins, sur les points les plus importants, l'exposé de ses vues et de ses observations personnelles. Parchappe se réservait, d'ailleurs, de les développer lorsque l'enquête scientifique, qui devait compléter l'enquête statistique, aurait fourni des données plus satisfaisantes sur les points les plus controversés.

Parchappe n'a point eu la satisfaction de prendre part aux derniers travaux de la Commission. Lorsque nous eûmes la douleur de le perdre, au mois de mars 1866, l'enquête scientifique n'était pas encore commencée : ce n'est qu'au commencement de 1868 que les documents nous furent envoyés par les médecins auxquels nous nous étions adressés et que la Commission put reprendre ses travaux et nommer un rapporteur. M. le docteur Baillarger, auquel la Commission confia cette tâche longue et difficile, avait terminé son rapport dès l'année 1870, mais les événements n'ont permis de le publier qu'en 1873.

1er juin 1874.

Dr L. LUNIER.

ÉTUDES

SUR LE

GOÎTRE ET LE CRÉTINISME

CHAPITRE PREMIER

RÉSULTATS FOURNIS PAR LES ENQUÊTES PRÉCÉDENTES

Une première question se présente tout d'abord avec les caractères d'une importance prédominante, soit qu'on la considère en elle-même, soit qu'on l'envisage par rapport à l'influence que sa solution doit exercer sur la direction des travaux de la Commission.

Est-il nécessaire de recourir à une enquête générale sur le goître et le crétinisme dans tout l'Empire français?

Il est évident qu'on ne peut résoudre cette question que par une appréciation des données obtenues, pour la France, par l'enquête de 1851, et, pour la Savoie, par l'enquête de 1845 (1), dans leurs rapports avec les besoins de la science et de l'Administration.

(1) *Rapport de la Commission créée par S. M. le roi de Sardaigne pour étudier le crétinisme*; Turin, 1848.

Ces besoins peuvent être rapportés, dans ce qu'ils ont de plus essentiel, à quatre groupes principaux de connaissances, se résumant ainsi qu'il suit :

1° Distribution géographique du goître et du crétinisme ;

2° Détermination de l'intensité relative du goître et du crétinisme dans les diverses localités, quant à la proportion de nombre en général et quant aux conditions de degrés et de formes ;

3° Détermination des conditions étiologiques dépendantes des personnes et des lieux ;

4° Détermination des conditions prophylactiques d'après les enseignements de l'expérience.

Quels sont les résultats acquis par suite des enquêtes française et sarde sous ces quatre points de vue ?

§ I. DISTRIBUTION GÉOGRAPHIQUE.

En ce qui se rapporte à la distribution géographique, l'ENQUÊTE SARDE n'a fourni des données complètes que sur le crétinisme.

Les 9,004 goîtreux, compris dans l'enquête sarde et répartis dans diverses localités, ne représentent exactement ni le nombre ni la distribution des goîtreux dans la Savoie.

Voici à ce sujet la déclaration de la Commission sarde :

« Quant à la colonne des goîtreux, il est nécessaire de prévenir que » le nombre de ceux existant dans le Royaume est bien supérieur à » celui indiqué.

» On n'a pas tenu compte des cas sporadiques, ni de ceux qui se » rencontrent dans les villages où le crétinisme n'est pas endémique.

» On n'a annoté que les goîtres plus volumineux des pays où se » trouvent des crétins. » (Page 165.)

L'ENQUÊTE FRANÇAISE a, au contraire, principalement porté sur la détermination du nombre des goîtreux. Pour quelques départements, l'Isère, les Hautes-Alpes, les Basses-Alpes, le Haut-Rhin, etc., il a été tenu compte, dans le recensement, d'une manière distincte, des crétins et des goîtreux.

Mais en général la constatation de ce qui se rapporte au crétinisme a été négligée dans les documents obtenus par l'enquête, qui s'est trouvée en définitive applicable surtout au goître.

Avec les résultats combinés de l'enquête sarde et de l'enquête française, il serait matériellement impossible de former un tableau général de la distribution géographique du goître et du crétinisme dans l'Empire français.

§ II. INTENSITÉ RELATIVE DU GOITRE ET DU CRÉTINISME.

En ce qui touche la détermination de l'intensité relative du goître et du crétinisme dans les diverses localités, l'insuffisance des résultats des enquêtes porte sur divers points d'une grande importance.

1° *Affinités du goître et du crétinisme.*

Les faits, qui représentent et qui peuvent servir à mesurer les affinités du goître et du crétinisme, manquent ou sont incomplets pour un grand nombre de localités.

Ainsi, pour la France, il y a, sous ce point de vue, lacune complète pour tous les départements dans lesquels l'enquête n'a pas fait ressortir d'une manière distincte le nombre des crétins existants.

Pour la Savoie, il y a également lacune complète pour toutes les communes où se rencontrent des goîtreux et qui n'ont pas été comprises dans l'enquête comme n'étant pas entachées de crétinisme.

Les faits partiellement recueillis dans l'une et l'autre enquête sont de nature à révéler toute l'importance d'une étude générale et complète.

Ces faits ont été développés dans des tableaux joints à ce travail (*Tabl.* I *et* II); ils peuvent se résumer ainsi qu'il suit :

D'après l'enquête sarde, sur 261 communes : 42 communes contenaient des crétins et ne contenaient pas de goîtreux ;

28 communes contenaient des goîtreux et ne contenaient pas de crétins.

D'après l'enquête française, ou plutôt d'après les résultats d'enquête publiés par les docteurs Niepce (*Tabl.* III) et Tourdes (*Tabl.* IV), portant sur quatre départements, l'Isère, les Hautes-Alpes, les Basses-Alpes et le Bas-Rhin :

Une seule commune, celle de Lawantzenau, dans le Bas-Rhin, contenait des crétins et ne contenait pas de goîtreux.

Les communes contenant des goîtreux et ne contenant pas de crétins, étaient au nombre de :

108 sur 323	communes	dans l'Isère ;
15 sur 188	—	dans les Hautes-Alpes ;
48 sur 256	—	dans les Basses-Alpes ;
18 sur 542	—	dans le Bas-Rhin.

Dans ces départements, des cantons entiers, contenant plusieurs communes atteintes du goître, ne contenaient pas de crétins.

Tels étaient dans l'Isère, les cantons de Saint-Marcellin, de Rives, de Saint-Geoire, de Pont-de-Beauvoisin, de Latour-du-Pin, de Virieu ;

Dans les Basses-Alpes, les cantons de Forcalquier, de Manosque, de Peyruis, de Reillane ;

Dans le Bas-Rhin, le canton d'Erstein.

Des départements tout entiers contiennent plusieurs communes entachées de goîtres, sans contenir un seul crétin, par exemple la Seine-Inférieure. (*Tabl.* V.)

Parmi les communes de la Savoie où le crétinisme a été constaté en l'absence du goître, il en est plusieurs où le crétinisme existait dans des proportions considérables (1).

La Saulce.	80.0 crétins	sur	1.000	habitants.
Servoz	55.2	—	—	—
Pralognan.	52.7	—	—	—
Notre-Dame-du-Pré	49.4	—	—	—
La Côte-d'Aime	29.0	—	—	—
Mont-Rond	28.0	—	—	—
Détrier	24.7	—	—	—

Parmi les communes de la Savoie et de la France où le goître a été constaté en l'absence du crétinisme, il en est plusieurs où le goître existait dans des proportions considérables :

SAVOIE.

La Chapelle-Blanche	52.4 goîtreux	sur	1.000	habitants.
Saint-André	50.0	—	—	—
Saint-Jean-de-Couz.	48.1	—	—	—
Saint-Oyen.	46.8	—	—	—
Tournon	37.2	—	—	—
Thenesol.	34.5	—	—	—
La Trinité	32.8	—	—	—
Villard-d'Héry	31.0	—	—	—

ISÈRE.

Trézanne.	437.5 goîtreux	sur	1.000	habitants.
Thoranne.	160.7	—	—	—
Les Gauchois.	160.0	—	—	—
Presles.	111.7	—	—	—
Villard-Reymond	107.7	—	—	—
La Rivière	102.9	—	—	—
Moretel	102.1	—	—	—

HAUTES-ALPES.

Clausonne	260.2 goîtreux	sur	1.000	habitants.
Lettret.	164.0	—	—	—
La Beaume-Haute.	162.4	—	—	—
Châtillon-le-Désert	105.2	—	—	—

(1) L'enquête française de 1864 n'a pas confirmé ces résultats. L. L.

BASSES-ALPES.

Ganagobie	326.0	goîtreux	sur 1.000	habitants.
Fugeret	221.3	—	—	—
Meailles	212.9	—	—	—
Lagramure	180.3	—	—	—
Châteaufort	152.1	—	—	—
Entrages	122.5	—	—	—
Mariaud	121.2	—	—	—

BAS-RHIN.

Saasenheim	108.3	goîtreux	sur 1.000	habitants.
Schoenau	92.6	—	—	—
Richtolsheim	84.3	—	—	—
Daubensand	79 4	—	—	—
Boolzheim	78.3	—	—	—
Diebolsheim	75.1	—	—	—

Le rapport du nombre des goîtreux et des crétins, dans les communes qui contiennent à la fois des goîtreux et des crétins, offre, pour certaines d'entre elles, des différences considérables qui tendent à démontrer que le nombre des crétins n'augmente pas toujours en raison du nombre des goîtreux.

SAVOIE.	PROPORTION DES GOITREUX.			PROPORTION DES CRÉTINS.		
Bellecombe	633.0	sur 1.000	hab.	66.6	sur 1.000	hab.
Bozel	611.4	—	—	74.0	—	—
Pontamafrey	604.6	—	—	62.0	—	—
Saint-Marcel	436.9	—	—	37.3	—	—
Saint-Alban-des-Hurtières	250.6	—	—	114.9	—	—
La Chambre	23.9	—	—	107.4	—	—
Grésy	15.5	—	—	71.8	—	—
St-Laurent-de-la-Côte	10.9	—	—	60.2	—	—

Dans les communes de l'Isère, des Hautes-Alpes et des Basses-Alpes, qui, d'après les faits recueillis par le docteur Niepce, offrent, pour chacun de ces départements, le maximum du nombre proportionnel des crétins, la proportion des goîtreux diffère considérablement et de telle sorte que, pour ces trois communes, la proportion la plus forte du crétinisme correspond à la proportion la plus faible du goître.

BASSES-ALPES.	PROPORTION DES GOITREUX.	PROPORTION DES CRÉTINS.
Sausses.	654.0 sur 1.000 hab.	66.8 sur 1.000 hab.
ISÈRE.		
Vaulnaveys-le-Bas. .	409.0 — —	74.2 — —
HAUTES-ALPES.		
Puy-Saint-André. . .	233.0 — —	260.8 — —

Les proportions des goîtreux et des crétins se montrent de même sensiblement variables dans les communes du Bas-Rhin, où existent simultanément le goître et le crétinisme.

	PROPORTION DES CRÉTINS.	PROPORTION DES GOITREUX.
Neuhaeusel	28.3 sur 1.000 hab.	74.4 sur 1.000 hab.
Dalhunden.	17.3 — —	5.3 — —
Rhinau	9.6 — —	96.0 — —
Plobsheim	6.1 — —	2.7 — —

La présence ou l'absence du goître chez les crétins sont des faits qui offrent un grand intérêt au point de vue de la question des affinités du goître et du crétinisme.

Il a été tenu compte de ces faits dans l'enquête sarde, qui a constaté que sur 3.294 crétins en Savoie, 922, c'est-à-dire 277 sur 1.000 crétins, n'avaient pas de goître.

Sur les 42 communes de Savoie, dans lesquelles l'enquête sarde a constaté la présence du crétinisme et l'absence du goître, 29 ne contenaient que des crétins non goîtreux, 3 ne contenaient que des crétins goîtreux, 9 contenaient simultanément des crétins goîtreux et non goîtreux.

La proportion des crétins sans goître était pour l'ensemble de ces communes de 125 sur 255, c'est-à-dire de 490 sur 1.000 crétins.

Les faits de présence et d'absence du goître chez les crétins n'ont été relevés par l'enquête française, que dans les documents recueillis par le docteur Niepce pour les trois départements de l'Isère, des Hautes-

Alpes et des Basses-Alpes, et ils ont fourni les résultats suivants :

		CRÉTINS NON GOITREUX.	CRÉTINS GOI-TREUX.	TOTAL.	PROPORTION DES CRÉTINS NON GOITREUX.
ISÈRE.	Hommes..	349	400	749	465 sur 1.000 crétins.
	Femmes..	233	448	681	342 — —
	Total...	582	848	1430	407 — —
HAUTES-ALPES.	Hommes..	234	305	539	436 — —
	Femmes..	162	281	443	365 — —
	Total...	396	586	982	403 — —
BASSES-ALPES.	Hommes..	195	218	413	472 — —
	Femmes..	150	305	455	329 — —
	Total...	345	523	868	397 — —

L'intérêt qui se rattache à ces faits, en tant qu'expression et mesure des affinités du goître et du crétinisme, semble indiquer la nécessité d'une vérification de leur exactitude et de leur valeur par des études entreprises sur une plus large échelle.

L'absence du goître chez les crétins a été constatée pour des proportions encore plus considérables, dans la Valteline et la vallée de l'Oglio, par les Drs Verga (1) et Biffi, de Milan (2).

VALTELINE. — DISTRICTS.	CRÉTINS NON GOITREUX.	CRÉTINS GOI-TREUX.	TOTAL.	PROPORTION DES CRÉTINS NON GOITREUX.
Sondrio....	165	57	222	746 sur 1.000 hab.
Ponte.....	72	33	105	685 — —
Tirano....	121	60	181	668 — —
Morbegno...	103	41	144	715 — —
Traona....	12	6	18	666 — —
Bormio....	21	10	21	677 — —
Chiavenna..	27	5	32	843 — —
Tot. et moy.	521	212	733	710 — —
VALLÉE DE L'OGLIO.	98	140	238	415 — —

(1) *Sul Cretin. nella Valtellina*. Milano, 1851-1858.
(2) *Sul Cretin. nel vall. Camonica*. Milano, 1860-1861.

Les résultats fournis par le Dr Biffi, pour la vallée de l'Oglio, font ressortir en outre des données intéressantes sur la fréquence relative et sur le volume du goître suivant le degré d'intensité du crétinisme.

INTENSITÉ DU CRÉTINISME.	NON GOITREUX.	GOITREUX.	TOTAL.	PROPORTION DES CRÉTINS NON GOITREUX.
Crétins.	17	18	35	485
Demi-crétins. . .	19	41	60	316
Crétineux	62	81	143	433

INTENSITÉ DU CRÉTINISME.	GOITRE PETIT.	GOITRE MÉDIOCRE.	GOITRE VOLUMINEUX.	PROPORTION DES GOITRES VOLUMINEUX.
Crétins.	3	3	12	666
Demi-crétins . . .	17	10	14	341
Crétineux	34	15	32	395
Tot. et moy.	54	28	58	414

2° *Intensité du goître et du crétinisme.*

Les enquêtes n'ont fourni sur l'intensité absolue ou relative du goître et du crétinisme, dans les diverses localités de la France et de la Savoie, que des données bien incomplètes.

En ce qui concerne le goître, l'ENQUÊTE SARDE s'était proposé pour but d'obtenir des renseignements sur l'intensité de l'affection, en introduisant dans le questionnaire une distinction du goître par rapport au volume *gros* ou *petit*.

Dans les tableaux publiés « on n'a annoté que les goîtres plus volu» mineux des pays où se trouvent des crétins. Par le même motif, on » n'a pas distingué, comme dans le modèle, le volume plus ou moins » gros du goître. »

Dans ce qui m'est connu de l'enquête française je ne trouve que des constatations pures et simples de l'existence ou de l'absence du goître.

La Commission sarde s'était proposé d'obtenir des données sur l'intensité du crétinisme, en demandant, par le questionnaire adressé aux communes, qu'une distinction fût établie entre les crétins, *doués de faculté végétative et instinctive* et les crétins, *doués de faculté intellectuelle à divers degrés*.

Cette distinction se retrouve dans le tableau résumé des renseignements statistiques par province, avec une subdivision de la seconde catégorie en crétins à facultés intellectuelles *médiocres* ou *presque nulles*.

Dans les tableaux publiés, les degrés d'intensité du crétinisme ont été rapportés à trois catégories, sous ces désignations : *crétins, demi-crétins, crétineux*.

Voici, à ce sujet, les observations consignées dans le rapport de la Commission sarde.

« La colonne de l'intensité du crétinisme, divisée en deux seuls de-
» grés dans le modèle, présente aussi des variations. Les nombreuses
» observations recueillies par la Commission sur les gradations du
» crétinisme l'ayant déterminée à en faire trois classes distinctes, elle
» a dû aussi diviser cette colonne en trois catégories. Le motif pour
» lequel la catégorie des crétineux se trouve la moins nombreuse,
» tandis qu'en réalité, au moins pour certaines localités, elle devrait
» être la plus considérable, doit s'attribuer à ce que ceux qui ont
» fourni les renseignements se sont limités à rendre compte seulement
» des crétins les plus dégénérés. » (Pages 165-166).

Les indications partielles fournies par l'enquête française se bornent à la constatation pure et simple de l'existence du crétinisme.

Ces données ne correspondent pas aux besoins de la science tels qu'ils avaient été compris même avant l'enquête sarde, et tels qu'on ne peut se dispenser aujourd'hui de les comprendre.

Sans poser, dès à présent, la question de la définition des bases à adopter généralement et spécialement dans les enquêtes, pour imprimer aux données qu'elles peuvent produire les caractères que réclame la science, il est possible de reconnaître d'abord que cette question sur laquelle la Commission devra nécessairement se prononcer, se présente sous deux faces, toutes deux importantes, suivant qu'il s'agit de déterminer ce qui, dans les dénombrements, doit être réuni sous le nom commun de crétinisme, et ce qui, parmi les états divers rapportés au crétinisme, doit être distingué au moyen de catégories.

Or les membres de la Commission sarde ont eux-mêmes reconnu que, sous ce point de vue, les résultats de leur enquête se trouvent, même par rapport à la classification contestable qu'ils ont adoptée, entachés d'insuffisance, à raison des inexactitudes apportées dans la détermination du nombre des individus appartenant à la catégorie des crétineux.

On ne peut douter que parmi les crétins dénombrés en Savoie ne se soient trouvés compris les imbéciles, idiots et sourds-muets.

Les données statistiques sur le crétinisme, qui ont été fournies par les Drs Verga et Biffi pour la Valteline et pour la vallée de l'Oglio, et qui se rattachent à l'enquête générale entreprise en Lombardie, ont été plus rigoureuses et plus précises en ce qui concerne les degrés et les formes du crétinisme.

D'après l'enquête sarde, la proportion relative des trois catégories de crétins aurait donné les résultats suivants :

	CRÉTINS.	DEMI-CRÉTINS.	CRÉTINEUX.	PROPORTIONS RELATIVES. CRÉTINS.	DEMI-CRÉTINS.	CRÉTINEUX.
Pour la Savoie..	1.269	1.949	98	382	587	29
Pour les autres provinces....	896	1.569	336	319	560	119
Pour la tot. des États sardes..	2.165	3.518	434	353	575	70

D'après ces données, les demi-crétins l'emporteraient très-sensiblement par le nombre sur les crétins complets, et les crétineux seraient beaucoup moins nombreux que les uns et les autres.

Dans les proportions sensiblement différentes qui résultent des faits constatés pour les deux provinces Lombardes par les docteurs Verga et Biffi, la prédominance de nombre, conformément à ce que l'observation commune devait faire admettre, appartient aux crétineux, et la proportion des demi-crétins ne dépasse que faiblement celle des crétins complets.

	CRÉTINS.	DEMI-CRÉTINS.	CRÉTINEUX.	PROPORTIONS RELATIVES. CRÉTINS.	DEMI-CRÉTINS.	CRÉTINEUX.
Valteline.......	169	176	388	230	240	529
Vallée d'Oglio..	35	60	148	144	246	609
Total...	204	236	536	209	241	549

Les recherches des Drs Verga et Biffi ont en outre fait ressortir, relativement à l'état de la santé chez les crétins de la Valteline et de la vallée de l'Oglio, des données qui peuvent servir à faire apprécier les divers degrés et les diverses formes de l'affection dans ces contrées.

Ainsi sur les 733 crétins de la Valteline, le Dr Verga en signale seulement 64 bien portants et bien conformés.

Tous les autres offraient dans l'état de leurs organes ou de leurs fonctions des anomalies : 212 étaient goîtreux, 293 mal conformés; on comptait parmi eux 65 sourds, 269 sourds-muets ; 40 parlaient avec difficulté, 61 étaient atteints de paralysie, 10 de convulsions, 17 de rachitisme, 11 de diverses maladies.

Parmi les 243 crétins de la vallée de l'Oglio, le Dr Biffi a constaté 140 cas de goître et 148 cas de complication avec des maladies du système nerveux : 5 mutismes, 54 faiblesses de l'ouïe, 28 surdités, 41 surdi-mutités, 18 épilepsies, 1 paralysie avec convulsions choréiformes et 1 chorée avec amaurose.

Dans le RECENSEMENT DES CRÉTINS DU WURTEMBERG, dont le Dr Roesch a publié les résultats en 1844 (1), ont été rapportés au cré-

(1) Maffei und Rœsch. *Neue Untersuchungen über den Cretinismus oder die Entartung des Menschen in ihren verschiedenen Graden und Formen*. Erlangen, 1844, Band I : Wurtemberg, Band II : Norischen Alpen.

tinisme, tous les individus qui présentaient l'un ou l'autre des cinq états caractérisés ainsi qu'il suit :

1° Taille et conformation propres aux nains ;

2° Hébétude des sens et du cerveau ;

3° Surdi-mutité congéniale ou par dégénération indépendante des maladies accidentelles ;

4° Idiotie par défaut du sens interne dépendant d'un développement du cerveau ;

5° Dégénération crétineuse au plus haut degré.

Le recensement a donné, pour le royaume de Wurtemberg, sur une population de 1,530,515 habitants, les résultats suivants :

	DÉTERMINÉS		
	Par le Dr Rœsch.	Par des rapports officiels.	TOTAL.
1° Nains	208	15	213
2° Hébétude des sens et du cerveau	1.015	456	1.471
3° Surdi-mutité (spéciale)	498	444	942
4° Idiots	1.061	1.110	2.171
5° Dégénération au plus haut degré	136	8	144
6° Indéterminés	»	16	16
	2.918	2 049	4 967

Ces faits, au moins ceux qui ont été obtenus par une détermination directe du Dr Roesch, représentent sans contredit ce que les enquêtes générales par recensement ont jusqu'alors fourni de plus net, de plus positif et de plus certain à la science sur les formes du crétinisme et sur leurs proportions relatives dans les pays où cette affection règne endémiquement.

Le Dr Meyer-Ahrens, de Zurich, qui a été chargé de mettre en ordre et de publier les résultats de L'ENQUÊTE ENTREPRISE EN SUISSE SUR LE

CRÉTINISME par suite d'une décision de la Société des naturalistes suisses, a été conduit à reconnaître que les documents qui lui étaient transmis portaient la trace de différences très-notables dans la manière dont les observateurs avaient compris ce qu'on doit entendre par crétinisme.

Le Dr Meyer-Ahrens a admis d'une manière générale que le crétinisme pouvait être compris dans un sens étroit ou dans un sens large.

Dans le sens étroit, suivant le Dr Meyer, le crétinisme est une espèce d'idiotie congéniale associée à une certaine difformité corporelle et à une imperfection des sens. Les divers degrés de cet état appartiennent au crétinisme dans le sens étroit.

Mais le Dr Meyer pense que ce serait désunir ce qui dans la nature forme une famille morbide, que de ne pas rattacher au crétinisme, dans les contrées et les lieux où règne l'endémie, les imbéciles, les goîtreux, les sourds-muets, les sourds, les muets, les nains qui s'y rencontrent. Et c'est ainsi qu'il comprend le crétinisme dans le sens large.

Le Dr Meyer-Ahrens a appliqué ses vues à la rédaction de son aperçu de distribution géographique du crétinisme dans la Suisse, publié en 1853 (1).

Si l'on tient compte de ces divergences, si considérables, dans les vues qui ont servi de point de départ aux diverses enquêtes, il est impossible de ne pas reconnaître que les résultats ne soient guère susceptibles de se prêter à une comparaison exacte de l'intensité du crétinisme, même dans les régions où il a été le mieux étudié. N'est-il pas en effet évident que, pour arriver à obtenir des faits véritablement comparables et propres à fournir une base solide aux appréciations scientifiques, il soit indispensable de définir rigoureusement les états morbides à réunir sous l'appellation commune de crétinisme, et de déterminer non moins exactement les diverses catégories à distinguer parmi les crétins ?

(1) *Der Cretinismus in der Schweiz.* (*Zeitschrift für Med.* 1853.)

Bien que les résultats jusqu'alors obtenus, relativement à l'intensité absolue et relative du crétinisme dans les diverses contrées où il existe, soient loin d'avoir donné une satisfaction complète aux besoins de l'Administration et aux exigences de la science, sous le double point de vue de l'extension des recherches et de la nature des faits recueillis, il serait injuste de méconnaître l'importance des renseignements déjà acquis. L'intérêt qu'ils présentent dès à présent est de nature à justifier à l'avance les efforts qui seront tentés pour parvenir à des connaissances plus générales et plus approfondies.

La proportion à la population totale est une mesure fort inexacte de l'intensité des endémies dans les circonscriptions territoriales considérables.

L'intérêt et l'utilité de ce mode d'appréciation s'accroissent rapidement, à mesure qu'on l'applique à des circonscriptions plus étroites, et n'acquièrent toute leur portée que quand on arrive à la circonscription communale.

Il est peu regrettable qu'on manque de données exactes sur la proportion des goîtreux et des crétins pour les divers Etats de l'Europe en général, et même pour ceux qui, comme la France, contiennent un nombre considérable de régions entachées de ces endémies.

On ne peut méconnaître toutefois qu'il serait très-désirable qu'on fût très-positivement fixé sur le fait de l'absence ou de l'existence du goître ou du crétinisme, sous forme d'endémies, dans les diverses régions correspondantes aux subdivisions administratives de notre territoire, départements, arrondissements, cantons, communes.

Sous ce point de vue, il reste encore beaucoup à faire pour le goître et presque tout pour le crétinisme.

D'après les résultats de l'ENQUÊTE FRANÇAISE, 35 départements seraient complétement exempts de l'endémie goîtreuse.

Le nombre des goîtreux se serait élevé à 49,216 dans 46 départements et n'aurait pas été déterminé dans 5 départements entachés de l'endémie.

Dans les divers départements ou règne l'endémie, l'absence du goître a été constatée fréquemment pour un grand nombre de communes, pour plusieurs cantons et même pour plusieurs arrondissements. Ce n'est *réellement que par rapport aux circonscriptions territoriales entachées d'endémie que la proportion* des individus atteints, au chiffre total de la population, peut être utilement employée comme moyen d'appréciation et comme terme de comparaison de l'intensité absolue ou relative de l'endémie.

En ce qui concerne le goître, il résulte de l'enquête française que dans 23 départements la proportion du goître à la population dépassait celle de 1 à 1000 et dans 4 départements celle de 1 sur 100.

Mais ces données et le classement des départements d'après la proportion des goîtreux qu'elles motiveraient, ne peuvent être considérés que comme très-provisoires.

Les données diffèrent considérablement, pour les départements de l'Isère, des Basses-Alpes et des Hautes-Alpes, de celles qui ont été fournies sur ces départements par le docteur Niepce ; et le classement s'éloigne beaucoup de celui qui a été fait d'après la proportion des exemptions, pour cause de goître, dans les opérations du recrutement.

Les constatations, qui se rapportent aux communes, offrent à la fois plus de certitude et plus d'intérêt, en tant que moyens d'appréciation de l'intensité du goître.

Le chiffre de 654 goîtreux sur 1000 habitants, proportion atteinte dans la commune de *Sausses* (Basses-Alpes) d'après les résultats de M. Niepce, donne pour la France la mesure du degré extrême d'intensité que l'endémie y atteint dans plusieurs localités.

Les proportions de 108 et de 92 sur 1000, dans les communes de Saasenheim et de Schoonau (Bas-Rhin), représentent une intensité de l'endémie, encore très-considérable, dans un grand nombre de localités.

Des proportions beaucoup plus faibles caractérisent l'intensité du mal dans des communes où le goître a néanmoins été considéré comme endémique, moins de 10 sur 1,000 dans 15 communes sur 23 de l'arrondissement de Rouen, et même moins de 2 sur 1,000 dans 6 communes, Canteleu, Saint-Martin-de-Boscherville, Elbeuf, Orival, Sotteville, Petit-Couronne, où la faiblesse de la proportion numérique semble exclusive du fait de l'endémie.

En Savoie, la proportion du goître à la population a dépassé : 600 sur 1000 dans 3 communes, 400, dans une commune, 300, dans une commune, 200, dans 5 communes, 100, dans 7 communes.

En ce qui concerne le crétinisme, l'enquête française n'a fourni d'autres résultats de quelque importance que ceux qui ont été publiés par les docteurs Niepce et Tourdes.

La proportion des crétins à la population a fourni, d'après le recensement de M. Niepce (1), les résultats suivants :

DÉPARTEMENTS.	POPULATION.	NOMBRE DE CRÉTINS.	PROPORTION.
Hautes-Alpes.	128.249	1.735	13.5 sur 1.000
Basses-Alpes	155.934	868	5.5 —
Isère.	526.527	1.430	2.6 —
ARRONDISSEMENTS (*maximum*).			
Hautes-Alpes. — Briançon.	29.636	982	33.1 —
Bsses-Alpes.—Barcelonnette.	18.783	216	11.5 —
Isère. — Grenoble	202.773	1.390	6.8 —
CANTONS (*maximum*).			
Hautes-Alpes- Largentière.	6.621	486	73.3 —
Basses-Alpes.—Turriers . .	5.348	85	23.9 —
Isère.—Goncelin.	11.807	215	18.2 —
COMMUNES.			
Hes-Alpes.—Puy-St-André.	506	132	260.8 —
Basses-Alpes.—Sausses . .	344	23	66.8 —
Isère.—Vaulnaveys-le-Bas.	916	68	74.2 —

D'après les constatations faites dans le Bas-Rhin, la proportion des

(1) *Traité du goître et du crétinisme*. Paris, 1851-52, 2 vol.

crétins à la population aurait donné pour résultat, dans les communes suivantes :

	CRÉTINS.	HABITANTS.	PROPORTION.
Neuhaeusel.	8 sur. . .	282	28.3 sur 1.000
Dalhunden	13 sur. . .	752	17.3 —
Rhinau	15 sur. . .	1.562	9.6 —
Plobsheim	9 sur. . .	1.473	6.1 —

En 1850, M. Morel a constaté, pour la ville de Rosières-aux-Salines, dans la Meurthe (1) :

32 crétins sur 2.250 habitants ou 14.2 sur 1.000

Pour la Savoie, l'enquête sarde a donné la proportion des crétins par provinces, par mandements et par communes ; voici les principaux résultats :

PROVINCES.	PROPORTIONS — CRÉTINS EN GÉNÉRAL.	PROPORTIONS — CRÉTINS COMPLETS.
Maurienne.	22.7	10.0 sur 1.000 hab.
Tarentaise	14.5	5.4 — —
Haute-Savoie.	7.2	1.8 — —
MANDEMENTS.		
Aiguebelle	42.9	18.3 — —
La-Chambre	33.5	15.8 — —
Bozel	28.8	11.2 — —
Modane	24.2	6.8 — —

Dans 47 communes, la proportion des crétins à la population atteignait ou dépassait 30 sur 1,000.

COMMUNES	CRÉTINS EN GÉNÉRAL.	CRÉTINS COMPLETS.
Saint-Alban-des-Hurctières . . .	114.9	42.1
La-Chambre et Saint-Avre	107.4	57.9
Avrieux	105.2	20.2
La Chapelle.	87.8	56.0

Dans la province d'Aoste, la proportion des crétins à la population atteignait :

Pour la province.	27.9 sur 1.000
Pour le mandement de Gignod	89.6 —
Pour la commune de Gignod.	268.2 —

(1) *Considérations sur les causes du goitre et du crétinisme endémiques à Rosières-aux-Salines*. Nancy, 1851.

D'après les recherches du Dr Verga dans la Valteline, la proportion des crétins à la population était :

Pour la province entière.	733	sur	99.126	7.3	sur 1.050
Pour les districts de :					
Sondrio	222	sur	20.266	10.9	sur 1.000
Ponte	105	—	13.522	7.1	—
Tivano.	181	—	20.897	8.6	—
Morbegno	144	—	15.799	9.1	—
Traona.	18	—	7.540	2.3	—
Bormio.	31	—	6.764	4.8	—
Chiavenna	32	—	24.338	2.2	—
Pour les communes le plus gravement atteintes :					
Cedrasco e Spinedi . . .	19	sur	307	61.8	—
Sernio.	33	—	863	38.6	—
Cajolo	32	—	878	36.4	—
Boffetto	15	—	427	35.1	—
Portalesio	20	—	611	32.7	—
Tresivio	18	—	567	31.7	—
Bianzone.	40	—	1.486	26.8	—
Lovero.	21	—	905	23.2	—
Piateda.	19	—	827	22.9	—
Castione inferiore. . . .	26	—	1.258	20.6	—

Il résulte des recherches du Dr Biffi, que la vallée de l'Oglio offre, pour les deux mandements qui s'y rattachent, 243 crétins sur 54,502 habitants, c'est-à-dire 4.4 sur 1,000.

La proportion des crétins a été :

Pour les mandements :					
D'Edolo	123	sur	22.646	5.4	sur 1.000
De Breno	120	—	31.856	3.7	—
Pour les communes le plus gravement atteintes :					
Artogne	33	sur	1.504	21.9	—
Mu.	13	—	760	17.1	—
Villa d'Alegno	6	—	364	16.4	—
Sellero	9	—	732	12.2	—
Edolo.	20	—	1.797	11.1	—
Niardo.	9	—	818	11.0	—
Santicolo	3	—	294	10.2	—

Les proportions constatées dans le Valais, en Suisse, par l'enquête dont le Dr Meyer-Ahrens a publié les résultats, sont les suivantes :

	NOMBRE DES CRÉTINS.		NOMBRE DES HABITANTS.	PROPORTION.		
Bramois.	14	sur. . .	314	45.0	sur 1.000	hab.
Grimisuat. . . .	17	—	434	39.1	—	—
Saint-Léonhard.	10	—	300	33.3	—	—
Hérémence . . .	27	—	1.089	24.8	—	—
Sion	56	—	2.598	21.6	—	—
Chamoson. . . .	21	—	1.097	19.1	—	—
Arbaz.	7	—	401	17.4	—	—
Savièze	18	—	1.558	11.5	—	—
Ardon.	8	—	801	9.9	—	—
Conthey.	13	—	2.239	5.8	—	—

Voici enfin quelques exemples des résultats obtenus dans l'enquête de Wurtemberg :

GRANDS BAILLAGES.	CRÉTINS.		HABITANTS.	PROPORTION.	
Herrenberg.	206	sur	24.369	8.45	sur 1.000
Vaihingen	174	—	21.010	8.28	—
Gaildorf	198	—	24.599	8.04	—
BAILLAGE DE HERRENBERG. — COMMUNES.					
Entringen	71	—	1.344	52.8	—
Rohzau.	21	—	506	41.5	—
Pfaffingen	15	—	449	33.4	—
Unteriesingen	38	—	1.322	28.7	—
Herrenberg.	39	—	2.247	17.3	—
Breitenholz.	7	—	597	11.7	—

§ III. Détermination des conditions étiologiques.

En ce qui se rapporte à la détermination des conditions étiologiques dépendantes des personnes, et conséquemment en ce qui touche les questions si importantes de l'hérédité et de l'origine de l'état morbide chez les individus, l'enquête sarde est la seule qui offre des données générales d'une certaine importance.

1° *Age auquel apparaît le goître.*

D'après le questionnaire, adressé sous forme de tableau aux communes, la Commission sarde s'était proposé d'obtenir des renseignements sur l'âge auquel avait commencé le goître, aussi bien chez les goîtreux que chez les crétins.

Dans les tableaux publiés, l'âge auquel a commencé le goître n'a été déterminé que pour les crétins goîtreux.

« Le mandat spécial de la Commission, dit le rapport, étant d'étudier » le crétinisme, elle ne s'est pas occupée de désigner l'époque de l'apparition du goître chez les simples goîtreux. Mais comme il importe de » connaître les rapports du goître avec le crétinisme pour l'étiologie de » ce dernier, elle a formé la 3e division indiquant l'époque où le goître » se développe chez les crétins. »

Sauf quelques renseignements partiels épars dans les auteurs et dans les documents de l'enquête française, la science ne possède rien de positif et de certain sur les époques de la vie auxquelles se manifeste le goître proprement dit, sous la forme endémique.

2° *Age auquel se manifeste le crétinisme.*

D'après les résultats du recensement sarde, la première manifestation du crétinisme aurait été rapportée, pour la Savoie :

894 fois sur 1.000 à une époque rapprochée de la naissance de moins de deux ans.
36 — — à l'intervalle de la 2e à la 5e année.
53 — — — — — 5e à la 12e année.
15 — — à une époque de la vie plus avancée que la 12e année.

Pour apprécier la valeur scientifique de ces données, il suffit de citer le jugement qu'en a porté la Commission elle-même.

« La deuxième division, indiquant l'âge où le crétinisme a commencé,

» ne peut qu'être inexacte ; parce que ces données n'ont pas été fournies par des médecins ; parce qu'il est assez difficile, comme on l'a » déjà observé, de distinguer au moment de la naissance si un enfant » est, ou non, affecté de crétinisme, parce qu'il répugne aux mères » d'avouer qu'elles ont donné le jour à de pareils êtres.

» Il n'est donc pas surprenant que l'on ne reconnaisse pas le crétinisme dès l'enfance, qu'on ne veuille pas le reconnaître, ou bien qu'on » cherche à l'attribuer à quelque cause extérieure.

» La Commission l'a néanmoins laissée telle qu'elle a pu la dresser, » parce qu'elle suffit par elle-même pour prouver la nature congéniale » du crétinisme. » (P. 166.)

3° *De l'influence héréditaire dans la génération du crétinisme.*

L'enquête sarde avait attribué la part qu'elle mérite à l'étude de l'influence héréditaire dans la génération du crétinisme et du goître.

Le questionnaire, adressé aux communes, demandait, pour les goîtreux aussi bien que pour les crétins, des renseignements sur l'état du père et de la mère.

Le père et la mère étaient-ils *goîtreux*, *crétins*, *crétins-goîtreux*, *sains*, et dans ce dernier cas, l'état de santé était-il *bon*, *médiocre* ou *mauvais?*

Les tableaux publiés se rapportent exclusivement aux parents des crétins, et ont par conséquent laissé sans réponse les questions relatives au goître.

Des faits recueillis pour la Savoie et se rapportant à 2,666 crétins, il résulte qu'on a constaté :

1° L'absence du crétinisme et du goître,

Chez le père, 1.428 fois	535 sur 1.000
Chez la mère, 1.234 fois	462 —

2° L'existence du goître,

Chez le père, 482 fois	180 sur 1.000
Chez la mère, 729 fois	273 —

3° L'existence du crétinisme,

Chez le père, 86 fois	32 sur 1.000
Chez la mère, 49 fois	18 —

Ces faits, qui seraient de nature à restreindre l'importance de l'influence héréditaire, ont été à ce point de vue infirmés par ce passage du rapport de la Commission.

« Il résulte de ces tableaux qu'un bon nombre des parents sont par-» faitement sains, tandis que les recherches faites sur les lieux par » le Dr Trombotto prouveraient tout le contraire. » (Page 192.)

Il semble indispensable de reprendre, dans des conditions plus rigoureuses et plus efficaces, l'étude de ces deux grandes questions de l'hérédité et de l'origine individuelle du goître et du crétinisme et d'étendre cette étude sinon à toute la France, au moins à un nombre suffisant de localités convenablement choisies.

4° *Influence des lieux.*

Sur les conditions étiologiques dépendantes des lieux, l'enquête sarde contient seule des données provenant d'études appliquées à toutes les localités ou au moins au plus grand nombre.

Ces données se rapportent à quatre conditions : *l'altitude des lieux*, *la direction des vents dominants*, la *nature du sol* et *la nature des eaux potables*. Ces données, malgré leur importance, sont loin d'avoir embrassé toutes les conditions qu'il est indispensable de connaître pour fonder solidement l'étiologie du goître et du crétinisme.

Le rapport de la Commission sarde a fait ressortir un grand nombre de connaissances utiles sur toutes les conditions étiologiques qui n'avaient pu être comprises dans les justifications numériques des résultats de l'enquête.

L'enquête française contient aussi sous ce point de vue des études partielles d'un haut intérêt.

Enfin les publications scientifiques, faites à diverses époques en France et à l'étranger, renferment un nombre considérable de données importantes qui ne pourraient, sans de graves inconvénients, être négligées dans l'étude étiologique du goître et du crétinisme, et qui, pour cette raison même, semblent rendre indispensable une vérification de leur exactitude et de leur valeur.

§ IV. Conditions prophylactiques.

La détermination des conditions prophylactiques, d'après les renseignements de l'expérience, n'a pu prendre que très-accessoirement place dans les enquêtes, telles qu'elles ont été conçues.

Les faits d'influence favorable exercée sur les endémies du goître et du crétinisme par certaines circonstances connues, qui ont été constatés ou indiqués soit dans les enquêtes allemande, sarde, française et suisse, soit dans les écrits des auteurs, ont une importance très-grande, surtout au point de vue pratique.

Il serait désirable que ces faits fussent ramenés de leur état d'éparpillement à une coordination collective, et soumis autant que possible à une vérification rigoureuse.

Tel est l'ensemble des données empruntées à l'état actuel de la science dont la considération peut influencer la solution de la question sur laquelle il me paraît que la Commission doit tout d'abord se prononcer, non-seulement parce qu'elle domine, au point de vue pratique, toutes les questions à étudier par la Commission, mais encore parce que de sa solution, dans un sens ou dans un autre, dépend la direction à donner aux études préparatoires qui doivent compléter le travail que la Commission a bien voulu me confier.

CHAPITRE II

CARACTÈRES DU GOITRE ET DU CRÉTINISME ENDÉMIQUES.

Avant de s'engager dans de nouvelles recherches pour le perfectionnement de la science, en ce qui concerne le goître et le crétinisme endémiques, et avant même de songer à profiter des connaissances, jusqu'alors acquises, pour porter secours, immédiatement ou plus ou moins prochainement, aux populations entachées de ces endémies, il est indispensable de déterminer avec exactitude le champ des recherches et des applications, en définissant aussi rigoureusement que possible le sujet auquel ces recherches et ces applications doivent se rapporter.

A quels caractères certains est-il possible de reconnaître, dans une localité, l'existence, sous la forme endémique, du goître et du crétinisme; et, dans les individus, appartenant à la population de cette localité, l'existence à un degré quelconque de l'affection endémique, goître ou crétinisme ?

La solution de cette question fondamentale n'est pas aussi facile qu'on serait tenté de le supposer au premier coup d'œil.

Pour s'en assurer, il suffit de passer en revue les opinions si divergentes que présentent, sous ce point de vue, les ouvrages les plus accrédités et les recherches les plus importantes depuis Fodéré jusqu'à nos jours.

Et pour le comprendre, il suffit de réfléchir que la question principale est subordonnée, pour sa solution complète et rigoureuse, à la solution de plusieurs questions très-importantes de pathogénie et d'étiologie, qui, dans l'état actuel de la science, sont encore très-controversées.

§ I. Rapports du goitre et du crétinisme.

De ces questions la plus générale est celle des rapports du goître et du crétinisme; non pas de ces rapports d'affinité, dont l'existence est incontestable et dont j'ai antérieurement résumé les circonstances principales telles qu'elles sont actuellement connues, mais de ces rapports de nature, qui ont conduit les uns, à rapporter à une seule et même endémie le goître et le crétinisme, le goître endémique étant considéré comme le premier degré du crétinisme; les autres, à admettre que, malgré leur affinité, le goître et le crétinisme constituent pathologiquement deux endémies distinctes.

1° *Opinions des auteurs.*

Le germe de la première opinion se trouve chez Fodéré (1) qui a admis : que le développement du goître s'accompagne de l'obscurcissement des facultés de l'entendement (page 70); que le goître chez les parents produit le crétinisme chez les enfants (*passim*, et pages 69 et 136), et que le crétinisme, aussi bien que le goître, a pour cause principale l'humidité atmosphérique. (Page 185.)

Depuis Fodéré, le goître endémique a été rattaché au crétinisme positivement et expressément par plusieurs auteurs, vaguement et implicitement par le plus grand nombre.

Suivant Troxler (2), le goître des Alpes est la première forme du crétinisme. Il constitue une disposition éloignée au crétinisme, là où il se développe endémiquement et essentiellement. (Rœsch, page 139.)

(1) *Traité du goître et du crétinisme.* Paris, an VIII.

(2) *Der cretinismus und seine Formen als end. Menschenartung in der Schweiz.* Zurich, 1836-44.

RŒSCH considère le goître endémique comme l'avant-poste et la première trace du crétinisme.

Dans son énumération des degrés et des formes du crétinisme, il place au premier rang le goître, en tant que compagnon et avant-coureur du crétinisme en général, là où ce mal règne endémiquement. (Page 190.)

Toutefois, par une sorte de contradiction, les individus simplement affectés de goître n'ont pas été compris dans le recensement des crétins du Wurtemberg, auquel Rœsch a pris une part principale.

Le docteur AHRENS-MEYER considère le goitre comme l'une des formes inférieures du crétinisme dans les pays où règne l'endémie crétineuse.

Pour M. TOURDES (1), le goître endémique est le premier indice, le premier degré de la dégradation physique de l'espèce humaine, dont le crétinisme serait le dernier terme. (Pages 3 et 4.)

M. NIEPCE paraît s'être rangé à cette opinion. Il s'exprime ainsi :

« Un grand nombre d'auteurs considèrent le goître comme essen-
» tiellement lié au crétinisme, puisqu'un certain nombre d'enfants,
» destinés à devenir crétins, sont primitivement atteints de goître.

» Cependant, comme beaucoup de goitreux ne sont pas crétins et
» que le crétinisme n'est point en rapport avec le plus ou moins de
» volume du goître, on peut dire que le goître et le crétinisme sont
» deux effets le plus souvent distincts de la dégénérescence de l'espèce
» humaine, dont le goître serait le premier degré et le crétinisme le
» dernier effet. » (Page 103.)

M. FERRUS (2), après avoir admis une ligne de démarcation profonde entre le goître et le crétinisme, en se fondant : sur ce que cette der-

(1) *Du goitre à Strasbourg et dans le Bas-Rhin*. Strasbourg, 1862.
(2) *Mémoire sur le goitre et le crétinisme*. Paris, 1851.

nière affection est plus rarement sporadique, se rattache à des dispositions générales de l'économie auxquelles le goître reste étranger et ne se propage en aucun cas de manière à prendre le caractère d'une épidémie ; et, après avoir indiqué comme caractère différentiel, que le goître se trouve associé souvent à une santé parfaite et à une portée d'esprit remarquable, ajoute, en se rapprochant des opinions de Fodéré.

« Quelle que soit la distance que cette condition, vraiment majeure, » mette entre le goître et le crétinisme, il est convenable de se de- » mander si, toutes les fois que la première affection existe, il y a, » sinon commencement de crétinisme, du moins tendance à cette » affection. En répondant nettement par l'affirmative, je ne démens » rien de ce que j'ai avancé sur la diversité de ces deux états. » (Pages 65 et 66.)

C'est surtout au point de vue étiologique, que l'identité du goître et du crétinisme a été le plus généralement admise.

M. de Rambuteau avait été conduit, par la discussion des faits observés dans le département du Simplon (Valais, 1813), à penser que le principe des deux maladies est le même et qu'il est seulement plus actif là où règnent le crétinisme et le goître, et plus faible là où le dernier existe sans le premier.

Esquirol (1), qui avait eu en sa possession le mémoire de M. de Rambuteau (2), est demeuré dans le doute sur ce problème par lui signalé comme intéressant à résoudre : le crétinisme et le goître dépendent-ils essentiellement des mêmes causes? (Tome II, page 364.)

M. Marchant (3), qui reconnaît que le crétinisme et le goître sont deux affections distinctes, n'hésite pas à dire :

(1) *Des maladies mentales*. Paris, 1838.

(2) Ce mémoire, resté longtemps inédit, a été publié dans les *Annales médico-psychologiques*, 1871, 5e série, t. V, p. 321.

(3) *Observations faites dans les Pyrénées pour servir à l'étude du crétinisme*. Paris, 1842.

« Il résulte de la coïncidence fréquente entre ces deux affections » qu'elles semblent produites toutes deux par le même ordre » d'influences. Ainsi encore rechercher les causes du goître, c'est » rechercher celles du crétinisme. » (Page 37.)

Les auteurs du *Compendium de médecine pratique*, qui ont eu à leur disposition un travail important et inédit de M. le docteur Cerise, et qui ont mis à profit les vues de ce médecin distingué, séparent, sous le point de vue pathologique, le goître et le crétinisme, tout en les maintenant rapprochés au point de vue étiologique.

« Plusieurs auteurs, disent-ils, ont considéré le goître et le créti- » nisme comme une seule et même maladie ; c'est une erreur qu'il » n'est plus permis de commettre aujourd'hui. » (Page 137.)

Ils admettent néanmoins que « des causes, inconnues dans leur » nature, produisent le *goître seul*, lorsqu'elles n'ont qu'une certaine » intensité, tandis que, lorsqu'elles acquièrent leur maximum d'action, » elles déterminent le *goître et le crétinisme.* »

Ils concluent : « que le goître doit être étudié dans l'histoire du cré- » tinisme, à titre de complication, d'épiphénomène ; que l'étude étio- » logique du goître peut éclairer celle des causes du crétinisme, puis- » que ces deux affections sont produites par des causes qui ne diffèrent » entre elles que par leur intensité ; mais qu'il n'existe, entre le déve- » loppement anormal de la glande thyroïde et le crétinisme, d'autres » relations que celles qui viennent d'être indiquées. » (Page 137.)

Maffei, dans l'exposition de ses recherches sur le crétinisme, qui a été publiée en même temps que le traité de Rœsch et dans un même corps d'ouvrage, s'est très-positivement écarté des vues de son collaborateur.

Il n'a pas admis le goître endémique parmi les formes morbides par lui rapportées au crétinisme.

La définition qu'il donne du crétinisme en exclut positivement le goître.

Et, en discutant les vues de Troxler sur les degrés et les formes du crétinisme, il dénie au goître l'influence génératrice sur le crétinisme qui lui est attribuée par cet auteur.

« De ses recherches sur le crétinisme, la Commission sarde conclut : » que le goître ne constitue pas un symptôme essentiel, mais qu'il » forme une concomitance purement accidentelle de cette triste dégé- » nération. (Page 43.)

» Que le nombre plus grand de goîtres dans un pays n'y donne pas » lieu à un plus grand nombre de crétins ;

» Que si, dans certaines régions, le nombre plus grand de goîtres se » trouve accompagné d'un plus grand nombre de crétins, cela ne tient » à aucune influence de l'un sur l'autre, mais seulement à ce que, » parmi les nombreuses causes qui concourent au développement du » crétinisme, quelques-unes peuvent aussi contribuer à la production » du goître. » (Page 44.)

Dans sa classification des degrés du crétinisme, la Commission sarde n'a pas admis le goître endémique « Si l'on veut considérer, » dit le rapport, la nature de l'essence du goître, du rachitisme, de » l'affection scrofuleuse, de la leucotiopie, et les comparer avec le cré- » tinisme, on trouvera nécessairement trop générale la classification » de Rœsch ; chercher à ranger toutes ces affections dans un seul » ordre de maladies, s'est s'écarter de toutes les règles jusqu'ici adop- » tées en pathologie. » (Page 54.)

2° *Opinion de l'auteur.*

Dans la note, dont j'ai donné communication à la Commission, je me suis très-positivement prononcé sur cette question.

Sans contester en aucune sorte la réalité et l'importance des affinités qui existent entre le goître et le crétinisme, j'ai exprimé l'opinion que le goître et le crétinisme diffèrent essentiellement par leur nature pathologique et que, pour parvenir à perfectionner la science en ce qui concerne ces deux affections, il est indispensable de soumettre chacune d'elles à une étude distincte, non-seulement au point de vue pathologique, ce qui a déjà été fait, mais encore et surtout au point de vue étiologique, ce qui est à faire (1).

§ II. Ce qu'il faut entendre par crétinisme.

Le goître étant séparé du crétinisme, même dans les contrées où les deux affections règnent simultanément à l'état d'endémies, il reste, pour définir exactement le sujet des études et des applications, à déterminer les divers états, qui, chez les individus soumis à l'influence endémique, doivent être, en tant que formes ou degrés de la même affection, rapportés au crétinisme.

1° *Opinions des auteurs.*

Sur ce point les opinions des auteurs présentent encore de très-grandes divergences.

Il est important de remarquer qu'il y a toutefois un point sur lequel

(1) Nous partageons complétement cette manière de voir; voici comment nous avons formulé notre opinion à ce sujet, dans un article sur le *Crétinisme* inséré dans le *nouveau Dictionnaire de médecine et de chirurgie pratiques* (1869, t. X, p. 203):

« La confusion que beaucoup d'auteurs ont fait et font encore entre le goître et le crétinisme a singulièrement compliqué les recherches des causes de l'endémie crétineuse. Ces deux maladies, nous ne saurions trop le répéter, sont absolument distinctes; le goître, il est vrai, est très-commun chez les crétins et on l'observe dans tous les lieux où le crétinisme est endémique; mais on le rencontre aussi dans des localités où il règne de temps immémorial sans que la conformation physique et l'intelligence des habitants aient subi la moindre atteinte. On peut en conclure que les causes qui produisent le crétinisme peuvent aussi produire le goître, mais que ce dernier peut être déterminé par des causes qui sont incapables à elles seules d'engendrer le crétinisme. » L. L.

la plupart des auteurs s'accordent, c'est que le crétinisme, à un degré quelconque, implique un état d'insuffisance plus ou moins prononcé des facultés intellectuelles affectives et morales, c'est-à-dire un état analogue à celui qui caractérise l'idiotie sous toutes ses formes et à tous ses degrés.

Parmi les motifs qui ont conduit la science à séparer théoriquement le goître du crétinisme et pratiquement le goîtreux du crétin, le plus décisif est emprunté à la considération de l'état des facultés psychiques, intact chez le goîtreux, altéré chez le crétin.

C'est d'après cette vue fondamentale que le crétinisme a été généralement conçu ou comme une forme ou comme une espèce de l'idiotie, ou au moins comme une affection analogue à l'idiotie.

Suivant Fodéré : « Le crétinisme complet doit être défini : privation « totale et originelle de la faculté de penser. » (Page 130.)

Le crétinisme incomplet, à ses divers degrés, se caractérise pour cet auteur par un état d'abaissement plus ou moins prononcé de l'intelligence au-dessous de la limite commune. (Page 131.)

Suivant Esquirol, le crétinisme est une variété de l'idiotie.

« Les crétins sont les idiots des montagnes, quoiqu'ils se rencon- » trent quelquefois dans les plaines. » (Page 352.)

« Les crétins offrent les mêmes caractères, les mêmes variétés » d'incapacité intellectuelle, d'insensibilité physique et morale, qu'on » observe chez les idiots ; ils se distinguent cependant de ceux-ci » parce qu'ils naissent ordinairement dans les gorges des montagnes, » et au milieu de circonstances locales et matérielles qui ne se ren- » contrent point ailleurs, parce qu'ils portent des goîtres plus ou moins » volumineux, parce qu'ils sont tous éminemment lymphatiques et » scrofuleux, etc. » (Page 353.)

« Comme les idiots, les crétins peuvent être distribués en trois » degrés : dans le premier, les crétins portent bien leur tête, ont le

» regard animé, la démarche aisée ; les idées sont peu nombreuses et » incomplètes ; mais ils distinguent les choses les plus usuelles de la » vie, le bien du mal ; ils ne peuvent suivre un raisonnement, ils » questionnent peu, répondent juste, mais leur parole est grimacée » et convulsive ; ces crétins sont les plus nombreux. Les crétins du » second degré ont la peau livide, les traits difformes, le cou allongé, » les chairs molles et flasques ; ils sont goîtreux ; leur tête est mal » conformée, leurs membres sont épais et lourds ; ils ne s'expriment » que par des gestes ou par des cris convulsifs; ils ont peu de sensi» bilité, éprouvent des besoins physiques, les expriment ; leur intel» ligence ne va pas au-delà d'un instinct grossier ; ils ne s'attachent à » personne. Dans le troisième degré, les crétins sont muets, sourds » ou aveugles ; le regard indique qu'ils voient mal ; ils n'ont pas de » goût, mangent tout ce que l'on introduit dans leur bouche ; ils sont » insensibles aux bons comme aux mauvais traitements ; il faut les » porter ; ils sont plongés dans l'engourdissement et la stupeur la plus » profonde. » (Pages 354 et 355.)

Georget définit ainsi les crétins :

« Les crétins sont des idiots ou des imbéciles plus particulièrement » remarquables sous deux rapports :

» 1° Ils présentent presque toujours certaines difformités des parties » extérieures, que l'on n'observe presque jamais chez les idiots » ordinaires.

» 2° Leurs infirmités paraissent être le résultat des causes endé» miques, d'influences locales et d'une nature particulière. » (*Dict. de méd.*, t. IX, p. 294.)

La définition adoptée par les auteurs du *Compendium de médecine* est la suivante :

« Le crétinisme est une idiotie endémique dans certaines localités, » et principalement dans les vallées appartenant aux grandes chaînes

» des montagnes, idiotie presque toujours accompagnée, dans ses » degrés élevés, de l'hypertrophie de la glande thyroïde ou goître et » d'autres déformations extérieures. » (P. 137.)

Les principaux degrés du crétinisme, dans le sens large conçu par Roesch, comprennent l'imbécillité et l'idiotie.

La définition du crétinisme par Maffei, implique comme élément fondamental une insuffisance de la raison et une imperfection du langage chez des individus portant sur leur physionomie les stigmates de l'imbécillité ou de la brutalité.

« Cretinismus est morbus totius corporis, chronicus sui generis, et » causis endemicis, aut a nativitate, aut a vitæ ratione ortus, solis » adhærens Alpium regionibus, cum defecta ratiocinii communis nec » non linguæ articulatæ, et cum stigmate aut imbecillitatis aut bruta- » litatis, faciei inusto ægrotantis. » (P. 201.)

Stahl (1), dès 1848, avait désigné le crétinisme sous le nom d'idiotie endémique, et c'est encore sous cette dénomination qu'il a publié, en 1851, le résultat de ses recherches pathologiques.

La Commission sarde a défini le crétinisme : « Une dégénération » de l'espèce humaine, qui se manifeste dans certaines parties du » globe, qui est caractérisée par un degré plus ou moins grand » d'idiotisme associé à un habitus vicié du corps, et qui doit sa pro- » duction à des causes tellement étendues qu'une grande partie des » individus indigènes s'en ressentent plus ou moins dans la beauté de » leurs formes et dans le développement de l'intelligence et du corps. »

« Sous le nom de crétins on comprend tous ceux qui, dès leur » première enfance, sont spécialement affectés de crétinisme, en » commençant par le simple imbécile et passant successivement par

(1) *Anatomie der Idiotica endemica*, in *Neue Beiträge zur Physionomik und Pathologie*. Erlangen, 1845 à 1851.

» les divers degrés jusqu'à celui chez lequel les actes de la vie sont
» limités, pour ainsi dire, aux seules fonctions végétatives. »

La classification des crétins en crétins proprement dits, demi-crétins et crétineux, que la Commission sarde a adoptée, rappelle celle de Fodéré en crétins complets et crétins incomplets à plusieurs degrés, et surtout celle des trois degrés établis par Esquirol.

Voici les vues développées par M. le Dr Meyer Ahrens sur l'idée qu'on doit se faire du crétinisme (*Aperçu de la distribution géographique du crétinisme dans la Suisse*, 1853) :

« Quand on parle du crétinisme ou des crétins, on entend habi-
» tuellement une espèce particulière d'idiotie congéniale associée à
» une certaine difformité corporelle et à une imperfection des sens, et
» on y place, dans la règle, les formes les plus développées et les plus
» complexes.

» Ces formes plus développées, qui naturellement offrent divers
» degrés, suivant qu'un nombre plus ou moins grand des signes du
» crétinisme proprement dit s'associent les uns aux autres et se
» développent à un degré plus ou moins prononcé, je les appelle
» crétinisme dans le sens le plus étroit.

» Mais partout où se montrent ces formes plus développées, on
» trouve des individus, qui offrent seulement l'un des signes de ce
» crétinisme, chez lesquels ou seulement l'intelligence ou seulement
» l'ouïe et la parole ne sont pas convenablement développées ; des
» individus qui ont seulement un goître, qui, simplement mal con-
» formés, offrent un habitus crétinique ; en somme, un nombre plus
» ou moins grand d'individus qui offrent seulement quelques-unes des
» formes les plus faibles du crétinisme. Je considère comme telles toutes
» ces lésions, car on trouve ces formes inférieures chez quelques indi-
» vidus offrant les formes les plus développées, le crétinisme dans le
» sens étroit.

» Dans les contrées où le crétinisme dans le sens étroit atteint endé-
» miquement certaines localités, on trouve aussi des localités où se
» manifestent les formes inférieures du crétinisme, l'idiotie, la surdi-
» mutité, le goître ; de même que dans d'autres contrées ou localités
» qui n'offrent que rarement le crétinisme dans le sens étroit, se pro-
» duisent néanmoins, chez un certain nombre d'individus, la faiblesse
» d'intelligence, la surdité et le goître, sous la forme endémique, ou au
» moins pour une forte proportion relativement à la population.

» De là il résulte clairement que, s'il n'est pas possible de rapporter
» absolument au domaine du crétinisme, chaque sourd-muet, chaque
» idiot, chaque goîtreux, chaque homme petit et mal conformé, néan-
» moins le crétinisme, dans le sens étroit, et les formes inférieures, qui
» peuvent être considérées comme des divers degrés peuvent, dans
» certaines contrées ou localités, avoir pour racines les mêmes causes ;
» et dès lors, on ne pourrait séparer les uns des autres les individus
» atteints de ces diverses formes, sous peine de désunir artificielle-
» ment ce qui dans la nature forme une famille morbide. »

Le docteur Guggembühl (1) paraît être le premier qui ait insisté sur la nécessité de distinguer le crétinisme de l'idiotie, en se fondant principalement sur ce que le crétinisme est fréquemment une maladie acquise pendant la vie, tandis que l'idiotie proprement dite est toujours congéniale.

Ces vues ont été apportées par M. Séguin, dans son *Traité sur le traitement moral des idiots*, publié en 1846.

Voici ce qu'on lit dans le chapitre consacré par cet auteur au crétinisme :

« Si Pinel et Esquirol ont pu confondre le crétinisme avec l'idiotie,
» confusion explicable par l'éloignement où ces maîtres se trouvaient

(1) *Die Heilung und Verhütung des Cretinismus und ihre neuesten Fortschritte*. Bern, 1853, (*Actes de la Société helvétique*. Sion, 1853).

» de tout sujet de comparaison; si Esquirol a pu dire textuellement : » le crétinisme est une variété de l'idiotie, les hommes mieux placés » pour voir ont dû dire à leur tour comme Guggenbühl : le crétin ne » doit pas être confondu avec l'idiot; et moi je puis ajouter : le cré- » tinisme doit être aussi peu confondu avec l'idiotie, que la cause avec » l'effet, le crétinisme étant souvent la cause de l'idiotie, et l'idiotie » n'étant jamais cause du crétinisme. » Il ajoute :

« Ainsi il est bien établi désormais qu'à part les individus crétinisés » après la période de puberté, et sur l'intelligence desquels le créti- » nisme n'a aucune action, il y a deux espèces de crétins, espèces » distinctes par la période d'invasion de la cause qui les rend tels, et » distinctes par les symptômes psychologiques de leur infirmité ; les » crétins de naissance qui tombent dans l'idiotie, les crétins par » influence locale postérieure qui s'immobilisent à un moment donné » dans l'imbécillité. » (P. 82.)

Suivant M. Séguin, le docteur Guggenbühl a pris la question du crétinisme, comme lui-même a pris celle de l'idiotie : *Avant de parler des crétins, Guggenbühl en a guéri.* (P. 77.)

M. Ferrus qui, dans ses cours sur les maladies mentales, avait envisagé le crétinisme comme on le faisait alors, comme une variété de l'idiotisme et de l'imbécillité ou plutôt comme un état voisin de ces affections, a depuis modifié ses appréciations. Dans son mémoire sur le goître et le crétinisme, à la date de 1851, il s'exprime ainsi :

« Au point de vue pathologique, les crétins sont tellement distincts » des idiots qui se rencontrent au milieu des populations saines, qu'il » est indispensable de tracer entre eux une ligne de démarcation pro- » fonde et qu'il serait impossible de les confondre dans une classifi- » cation rigoureusement scientifique. »

La principale différence est celle-ci :

« Il se développe chez les crétins une diathèse, une cachexie, un état

» constitutionnel anormal, auxquels toute l'économie participe, » diathèse qui présente un caractère si tranché et des traits tellement » spéciaux qu'il faut de toute nécessité la nommer crétineuse pour » atteindre et fixer la réalité. » (P. 59.)

M. Ferrus a admis, conformément aux vues de M. Guggenbühl, la possibilité de guérir le crétinisme, ce qui constituerait une différence fondamentale entre le crétinisme et l'idiotie proprement dite.

« La maladie qui affecte les crétins, contrairement à ce qui se » produit pour les idiots, se rattache à des dispositions générales de » l'économie, et celles-ci peuvent être avantageusement modifiées par » le changement de lieu, de régime et d'habitudes. » (P. 77.)

M. Niepce admet que le crétinisme diffère de l'idiotie simple en ce sens « que le corps d'un idiot est souvent bien conformé et que son » infirmité est le plus souvent due à une cause accidentelle à lui per- » sonnelle, ou à un vice constitutionnel de famille, tandis que le » crétin est un idiot dont la conformation physique a subi une dégra- » dation générale. » (P. 1.)

Les caractères différentiels qu'il a essayé d'attribuer aux deux affections dans un chapitre spécial, manquent de précision ou d'exactitude et diffèrent à plusieurs égards de la donnée fournie par l'auteur au commencement de son livre et qui vient d'être reproduite.

Au reste M. Niepce a positivement adopté les opinions de M. Guggenbühl sur la nature et la curabilité du crétinisme, puisqu'il propose une classification qui rattache l'affection à trois degrés principalement en vue de la curabilité, rapportant au 1er degré les crétins incurables, au 2e degré les demi-crétins et au 3e degré les crétins curables (1).

(1) Il y a, selon nous, entre le *crétinisme proprement dit et l'idiotie*, des différences bien tranchées et nous ne faisons sous ce rapport aucune distinction entre l'idiotie que l'on observe à peu près également sur tous les points du globe et celle qu'on rencontre dans les pays où règne l'endémie crétineuse. La conformation physique de l'idiot diffère complétement, en effet, de celle du crétin. L'idiot est élancé plutôt que

2° *Ce que devra faire la Commission à cet égard.*

Après avoir ramené toutes ces divergences des opinions formulées par les auteurs sur les rapports de l'idiotie et du crétinisme, à une conception nette et rigoureuse de ce que l'on doit entendre par créti-

trapu; ses membres inférieurs sont habituellement grêles, mais longs, ses mains étroites et minces, ses doigts effilés, sa tête plutôt petite, étroite et allongée (Dolichocéphalie) que grosse, large et raccourcie d'avant en arrière (brachycéphalie) comme chez les crétins; la face n'offre le plus souvent rien de particulier, rien du moins qui soit comparable à la largeur du visage, à la saillie des pommettes, à l'enfoncement de la racine du nez, à l'écartement des yeux, à l'épaisseur de la langue, à la teinte jaune sale de la peau et enfin aux rides des crétins. Les idiots présentent rarement, et surtout au même degré que les crétins, la surdi-mutité, l'engourdissement des sens et de la sensibilité générale, la somnolence, la lourdeur et l'incertitude des mouvements volontaires.

La lésion des facultés intellectuelles et morales n'est pas non plus de même nature chez les crétins et les idiots : toujours plus profonde, en apparence du moins, chez les premiers, elle présente chez eux un caractère spécial : c'est plutôt de la torpeur, de l'engourdissement, de la stupeur, que l'on retrouve dans toutes les manifestations intellectuelles et instinctives, que l'absence ou l'arrêt de développement de telle ou telle faculté. Les idiots ont presque tous, au moins dans une certaine mesure, le sentiment de la peur et de la reconnaissance; ils ont aussi malheureusement beaucoup plus que les crétins, des impulsions instinctives fâcheuses (pyromanie, kleptomanie, instincts homicides) qui rendent souvent leur séquestration nécessaire. La menstruation, presque toujours irrégulière chez les crétines, n'offre généralement rien d'anormal chez les idiotes. La même différence s'observe, jusqu'à un certain point, dans la dentition, bien que celle des idiots soit le plus souvent aussi plus ou moins retardée.

L'idiotie diffère du crétinisme sous d'autres rapports encore. La peau des idiots est mince, blanche et transparente plutôt qu'hypertrophiée, jaune et ridée. Leur voûte palatine est étroite, allongée d'avant en arrière et très-fortement arquée transversalement. Celle des crétins, au contraire, relativement large, est rétrécie d'avant en arrière et aplatie. Les idiots sont beaucoup plus que les crétins, sensibles aux changements atmosphériques : ils sont très-sujets notamment à la phthisie, si rare chez les crétins. Suivant Baillarger, il n'y aurait dans l'idiotie qu'un arrêt de développement du cerveau, tandis que dans le crétinisme l'arrêt de développement porterait simultanément sur le cerveau et sur l'ensemble de l'organisme. Nous ajouterons que, dans l'idiotie, l'arrêt de développement du cerveau, presque toujours congénital, détermine fatalement la forme et les dimensions du crâne, tandis que chez les crétins, il y a tout au plus à la naissance une disposition à contracter la maladie, et il est presque toujours possible d'en prévenir le développement.

En un mot, dans l'immense majorité des cas, *on naît idiot* et *on devient crétin*. (Mémoire cité p. 218.) L. LUNIER.

nisme, et après avoir ainsi décidé si l'on doit, dans les contrées où règne le crétinisme, en distinguer et en séparer les individus qu'on devrait considérer comme simplement atteints d'imbécillité ou d'idiotie, la Commission aura encore à se prononcer sur ce qui doit être fait à propos des sourds-muets et des individus mal conformés par la taille et les proportions du corps, qui ont été rattachés par divers auteurs au crétinisme dans les contrées où cette affection est endémique.

Enfin, pour les besoins des recherches et des applications à entreprendre, il sera utile que la Commission détermine les caractères à l'aide desquels on peut certainement reconnaître dans une localité quelconque l'existence du goître ou du crétinisme sous la forme endémique.

CHAPITRE III

ÉTIOLOGIE

§ 1. CONSIDÉRATIONS GÉNÉRALES

Les difficultés de l'étiologie du goître et du crétinisme sont très-expressément mises en évidence par le peu de succès des efforts jusqu'alors tentés pour rattacher, soit à une cause spéciale, soit à un concours exactement défini de causes spéciales, la genèse de ces affections.

1° *On ne peut guère, dans l'étude des causes, séparer le goître du crétinisme.*

En ce qui concerne le crétinisme, la conception étiologique de Maffei, dont la Commission sarde n'a guère fait que reproduire et confirmer les données, représente ce que la science peut actuellement offrir de plus satisfaisant.

Après avoir énuméré et discuté dix-neuf causes, auxquelles une influence sur la production du crétinisme a pu être attribuée, Maffei, dès 1813, dans sa dissertation *de Fe ismo, specie cretinismi*, résumait ainsi le résultat de ses études.

« Omnes causæ huc usque enarratæ, invicem arcte conjunctæ, vim » et potestatem præ se ferunt formandi cretinos. Causa hujus defor- » mationis non in sola harum allatarum situata est ; nec rachitis aut » hydrocephalus, nec aqua, valles profundæ, non nebulæ, vapores

» aquosi, neque humiditas æris, victus, habitatio, nec morborum con-
» genitorum aut hæreditariorum quantitas, nec scrofulæ, arthritis,
» lues hydrops, impetigines, exanthemata, metastases, nec calor ureus
» harum vallium æstivus, nec frigus tempore hyemali aut acidum vege-
» tabile imminutum, dyscrasia humorum, neque montium altitudo et
» habitationum genus, non aqua nivalis, glacialis, innumerabilesque
» arthritidis causæ generales, cretinum vel fexum progignere valent,
» si singulæ agunt; solum, si arcte conjunctæ se præbent, Fexus
» procreatur. »

Après avoir repris ses études sur une plus large échelle, Maffei n'a rien changé d'essentiel dans ses premières conclusions.

Dans son Traité publié en 1844, il a reproduit la formule générale qui vient d'être citée.

En appliquant plus méthodiquement ces vues à une conception de l'étiologie du crétinisme, il a distingué les causes de cette affection, sous la forme endémique, en deux catégories :

1° Les causes endémiques : celles qui existent et agissent constamment et invariablement dans la nature, les conditions, la constitution et la vie de certaines contrées plus ou moins étendues ;

2° Les causes occasionnelles : celles, qui, contingentes et accidentelles, rendent possible, facilitent, corroborent l'influence des causes endémiques, et qui consistent dans les choses, les actions, les événements, n'ayant qu'une existence, accidentelle dans les contrées infectées, ou liée à l'exercice de la volonté chez leurs habitants.

Aux causes endémiques il rapporte : 1° la constitution spéciale, la vie cosmique spéciale des grandes chaînes de montagnes du continent ; 2° la conformation corporelle des habitants, en tant que liée à leurs travaux, à leurs occupations, à la nourriture, à la boisson, à tout le genre de vie dans les conditions de la 1re et de la 2e enfance pour les enfants, et, pour le reste de la vie, dans les diverses conditions qui s'y rapportent, mariage, maternité, paternité ; 3° les maladies de famille, en tant qu'elles dépendent de la contrée; 4° l'altitude des localités, la hauteur des montagnes, la profondeur des vallées, l'emplacement et la forme des habitations, la nature de la végétation et des espèces animales, les vents, l'eau de la montagne, source ou ruisseau, la formation de la montagne, son inclinaison et ses pentes, l'espèce et la puissance de ses couches, leur aération, la pluie, les brouillards, les orages, les tempêtes, leur température froide, leurs longs hivers, leurs courts étés, etc.

Aux causes occasionnelles il rapporte toutes les influences qui ne dépendent pas de la nature et de la disposition de la contrée, toutes les lésions qui n'en sont pas des effets, ce qu'on appelle les dyscrasies dans le sens étroit du mot, et tout le grand domaine des influences d'éducation, en tant qu'elles ne dépendent pas du caractère de la contrée.

La Commission sarde, de même que Maffei, a restreint ses appréciations étiologiques au crétinisme proprement dit, sous la forme d'endémie.

Elle a considéré cette affection comme le résultat de l'action complexe de causes situées en dehors de l'individu dégénéré, causes qui représentent les conditions hygiéniques qui, en dominant dans une localité, ont agi sur toute la population de manière à déterminer plus ou moins rapidement sa dégénération, et par suite, comme résultat final, le crétinisme.

La Commission sarde a rapporté les causes du crétinisme à deux classes distinctes, les causes éloignées, prédisposantes ou occasionnelles et les causes prochaines.

Les causes prochaines ont été comprises dans le sens pathologique, comme celles qui sont propres à caractériser le siége et la nature du crétinisme. Elles n'appartiennent pas à l'étiologie proprement dite.

Quant aux causes prédisposantes ou occasionnelles, la Commission les a rapportées à trois catégories : les causes générales inhérentes aux localités infectées, les causes dérivant de la manière de vivre des populations, et les causes qui touchent de plus près et plus particulièrement les familles où il y a des crétins.

L'ensemble de ces causes comprend à peu près toutes les conditions hygiéniques qui peuvent être considérées comme propres à donner naissance à une endémie quelconque, et, sans exception, toutes celles qui ont été admises comme pouvant exercer particulièrement une influence prédisposante ou déterminante dans la production du goître.

C'est ainsi qu'en fait et indépendamment de toute conception théorique sur la nature distincte des deux affections, l'étiologie s'est trouvée amenée à embrasser, pour les deux affections, dans une même sphère, l'étude des mêmes agents. C'est cette étude que la Commission se trouve appelée à reviser et à compléter.

Ce n'est qu'après l'avoir achevée, qu'il sera possible, d'après ses résultats, d'adopter une classification des causes.

2° *État de la science en ce qui concerne l'étiologie.*

Il a paru, toutefois, rationnel de commencer l'examen de l'état de la science par l'étude des données acquises sur les causes inhérentes aux localités, c'est-à-dire sur la *nature des eaux*, en tant que potables ou influençant l'atmosphère ; sur la *nature de l'air*, sur les *conditions météorologiques et climatologiques*, sur la *nature du sol* considérée géographiquement et géologiquement.

Un exposé développé de l'état de la science n'a paru nécessaire, comme base de discussion, que pour celles des causes qui ont une importance principale ou dont l'étude implique des données nombreuses.

Pour la plupart des conditions étiologiques auxquelles une influence a pu ou peut être attribuée, la discussion peut, sur un simple énoncé, être immédiatement abordée.

§ II. Examen critique de l'opinion des auteurs sur l'influence des diverses conditions étiologiques.

I. Eaux potables.

Les populations et les hommes de science ont constamment attribué à la nature et aux qualités des eaux usitées comme boisson dans les pays où règnent endémiquement le goître et le crétinisme, une influence principale sur le développement de ces affections.

On a même cru pouvoir considérer certaines qualités de ces eaux comme représentant la cause principale ou même essentielle du développement du goître, et, par suite, de la propagation du crétinisme.

C'est ainsi que les eaux des pays où règne l'endémie ont été jugées aptes à produire le goître et le crétinisme, à raison :

1° De leur provenance de la fonte des neiges et des glaciers ;

2° De la présence des sels calcaires en grande quantité, notamment du sulfate de chaux ;

3° De la présence des sels magnésiens ;

4° De l'absence de l'iode ;

5° De la présence de principes indéterminés, dépendant de la nature géologique du sol.

Quelques auteurs ont été conduits, par ce qu'il y a de contradictoire dans les faits observés, à penser que ce n'est, en aucune sorte, dans la nature des eaux usitées comme boisson, qu'il faut chercher la cause du goître et du crétinisme.

Enfin, suivant l'opinion la plus générale, aucune des qualités déterminées, spécialement signalées par les auteurs dans les eaux potables, ne peut rendre complétement compte des faits de production du goître et du crétinisme, tels qu'on les observe dans la généralité des lieux où les endémies ont été étudiées, et ne peut être expressément considérée comme étant la cause spéciale du développement de ces affections, quelques-unes de ces qualités pouvant néanmoins concourir, comme causes accessoires, à une action réelle exercée par les eaux.

Les preuves invoquées à l'appui de ces diverses opinions consistent dans des faits d'observation et dans des résultats de recherches scientifiques qui, quelle que soit l'interprétation en divers sens qu'on leur ait donnée, constituent, sauf la vérification de leur exactitude, des données importantes qu'il n'est, en aucun cas, permis de négliger.

Il est à regretter, toutefois, que certains faits d'observation, parmi les plus importants, n'aient pas toute l'authenticité désirable, et que les résultats des recherches scientifiques soient loin d'avoir acquis, par l'étendue du champ d'étude et même par la nature des constatations, les caractères de généralité et d'exactitude qui, seuls, pourraient leur donner la valeur de preuves décisives et sans réplique.

Ainsi, les données obtenues, par suite de l'enquête sarde, sur la nature des eaux usitées comme boisson dans les diverses régions du royaume, se bornent ou à des appréciations générales de la nature des eaux dans les mandements (*Tabl.* VI) ou à des appréciations purement qualitatives, sans indication précise des proportions, de la nature des eaux dans un certain nombre de localités déterminées (*Tabl.* VII).

Les analyses faites par M. Niepce et consignées dans son *Traité* fournissent, sur la nature des eaux, des données plus complètes et plus précises, mais n'ont compris encore qu'un bien petit nombre de localités dans un cercle géographique qui n'a ajouté, au champ d'études de la Commission sarde, que quelques localités des départements de l'Isère, de la Loire et de la Haute-Loire (*Tabl.* VIII).

La science ne fournit sur la nature des eaux, dans les autres pays où règnent le goître et le crétinisme, qu'un petit nombre de données éparses. Les recherches de M. Grange et de M. Chatin ont été dirigées en vue d'un but exclusif: la constatation, dans les eaux, de la présence de la magnésie et de l'absence de l'iode.

Dans cette situation de la science, il est permis d'affirmer qu'*il reste beaucoup à faire* avant d'avoir obtenu, sur la *nature des eaux*, dans les pays où règnent endémiquement soit le goître seul, soit le goître associé au crétinisme, des connaissances assez complètes et assez approfondies pour qu'il soit possible d'en faire sortir des inductions certaines relativement à l'étiologie de ces affections.

Ce qui ressort le plus évidemment de l'état actuel de la science, c'est la négation de l'action spéciale attribuée à l'une ou l'autre des qualités dominantes des eaux, par les opinions exclusives qui ont été précédemment indiquées et qui vont être successivement passées en revue.

1° *Eau provenant de la fonte des neiges.*

Il a été naturel d'attribuer tout d'abord une influence, sur la production du goître et du crétinisme, à l'un des caractères souvent offert par les eaux dans les pays où règnent ces affections : leur provenance de la fonte des neiges et des glaciers, et, par suite, leur température glaciale et leur défaut d'aération.

En effet, dans un grand nombre de localités infectées par le goître et le crétinisme, les populations font usage principalement ou même exclusivement, pour leur boisson, d'eaux fournies par des torrents ou des sources entretenus par la fonte des neiges et des glaciers.

Cette influence a été, pour la première fois, positivement contestée par de Saussure (1), de Rambuteau et Fodéré, qui se sont appuyés sur ce que, dans les régions les plus élevées des Alpes, où la boisson exclusive est l'eau provenant des glaciers, le goître et le crétinisme n'existent pas, tandis que ces affections se développent et croissent en intensité dans les vallées, à mesure qu'on s'éloigne des glaciers, que les eaux des torrents deviennent moins froides et plus aérées et que l'eau usitée pour la boisson est plus habituellement empruntée par les habitants à des sources.

(1) *Voyages dans les Alpes*, t. II, p. 480 à 495.

L'usage des eaux de neige et de glaciers a généralement cessé d'être considéré, en fait, comme susceptible d'être rangé au nombre des causes du goître et du crétinisme.

Au point de vue théorique, quelques auteurs, M. NIVET principalement, n'ont pas absolument renoncé à attribuer une influence, sur la production du goître, à l'action de ces eaux, à raison de leur basse température. Mais, d'autre part, la pureté plus grande de ces eaux et la présence de l'iode, qui y a été fréquemment constatée, sont invoquées comme des preuves accessoires de leur innocuité.

2° *Eaux chargées de sels calcaires, et, notamment, de sulfate de chaux.*

L'opinion générale, dans les localités où règnent le goître et le crétinisme, attribue le développement de ces affections, et du goître principalement, à l'usage des eaux très-chargées de sels calcaires, et, d'une manière plus spéciale, à celles qui forment, dans leur parcours sur le sol, des dépôts de tuf.

Il en est ainsi à Leyssaud, à la Chapelle-Blanche, à Cruet, à Cluses, à Montvernier, à Saint-Julien-en-Maurienne. (Mgr Billiet (1), p. 26.)

On affirme que les jeunes gens qui désirent se faire exempter du service militaire font usage de la source de Villarclément, commune de Saint-Julien, plusieurs mois avant la levée, et parviennent ainsi à se procurer un goître suffisant. Cette *source s'est formé* un canal de plusieurs pieds au-dessus du sol par des incrustations successives.

Le tuf déposé par ces sources contient une grande quantité de *carbonate de chaux* et de petites quantités *de sulfates* calcaires et magnésiens (analyse Bonjean).

Plusieurs observations porteraient à croire que la « chaux sulfatée et

(1) *Observations sur le recensement des personnes atteintes de goître et de crétinisme dans les diocèses de Chambéry et de Maurienne.* Chambéry, 1847.

» les eaux séléniteuses doivent être rangées au nombre des causes du
» goître et du crétinisme.

» Parmi les localités où l'on trouve beaucoup de gypse et en même
» temps beaucoup de goîtres, on peut citer, en Maurienne, Randens,
» Montimon, Pontamafrey, Montvernier, Saint-Pancrace, quelques
» villages de Saint-Jean-de-Maurienne et de Fontcouverte, Modane,
» Avrieux, Bramans; en Tarentaise, le bourg de Saint-Maurice, Aime,
» Villette, Bozel, Saint-Laurent-de-la-Côte; en Faucigny, Domancy,
» Marignier et plusieurs autres communes. » (Mgr Billiet, p. 29.)

D'après des observations faites par M. MAC-CLELLAND (1), dans une contrée de l'Hindoustan (pays de Shore), le goître ne règne que dans les villages qui avoisinent des roches calcaires magnésiennes; et on ne trouve de goîtreux que dans ceux de ces villages et chez ceux des habitants de ces villages qui font usage, pour boisson, d'eau puisée aux sources prenant naissance dans les roches calcaires.

Mac-Clelland cite ce fait remarquable :

« Dans le village de la Desta, on a des eaux incrustantes de mauvaise
» qualité; les dames qui s'en servent exclusivement ont toutes le goître.
» Les Brahmines, qui boivent de l'eau provenant d'un aqueduc construit
» à grands frais, ne présentent qu'un seul cas de cette affection. Les
» Raipoots partageaient cette immunité; mais les malheurs de la guerre
» ne permettaient pas d'entretenir l'aqueduc, et son mauvais état était
» tel qu'il ne put plus alimenter à la fois les Brahmines et les Raipoots;
» et, depuis que ceux-ci ont été obligés de recourir aux eaux des vil-
» lages, le goître a fait parmi eux de nombreuses victimes. »

M. BOUCHARDAT (2) s'est appuyé sur les faits constatés par divers

(1) *Some Inquiries in the prov. of Kemaon rel. to geology (incl. an inq. into the nature and causes of Goitre)*. Calcutta, 1835.

(2) *Influence des eaux sur la production du goître (Annuaire des eaux de la France)* Paris, 1854, p. 278.

observateurs pour admettre que la qualité des eaux, la nature des matières qu'elles contiennent ont une influence dominante sur la production du goître et du crétinisme; il attribue au sulfate de chaux la principale influence.

Les résultats des recherches de MM. CANTU et NIEPCE (*Tabl.* VI *et* VII) montrent qu'en effet les eaux des pays, que ces recherches concernent et où règne l'endémie du goître et du crétinisme, contiennent généralement des proportions considérables de sels calcaires, parmi lesquels domine le carbonate calcaire, et se rencontrent, pour des proportions variables mais généralement peu considérables, le sulfate de chaux et le chlorure de calcium.

Tout récemment, une grande publicité a été donnée à cette affirmation d'un ingénieur en chef des ponts et chaussées du département de la Marne :

« Les eaux des puits de la craie ont à Reims et à Châlons et dans » toutes les autres vallées de la Champagne, la funeste propriété d'in- » fecter de goîtres la population, au point que je connais des commu- » nes où le dixième des habitants ont été traités pour cette terrible » maladie. » (*Rapport de M. Dugué*, 5 *août* 1861.)

L'influence de sels calcaires est néanmoins contestée par un grand nombre d'auteurs s'appuyant sur un nombre considérable de faits.

CULLEN avait déjà repoussé l'opinion qui donne aux eaux séléniteuses le rôle de cause dans la production du goître.

FODÉRÉ s'est fondé, pour nier l'influence des sels calcaires et du sulfate de chaux en particulier, « sur ce que les eaux de Saint-Jean, » Saint-Sulpice, Saint-Remi, Saint-Pierre, etc., où l'on rencontre » infiniment plus de goîtreux que dans la Maurienne, sont beaucoup » plus pures, donnent moins de précipité terreux par les alcalis et

» laissent moins de résidu par l'évaporation que les eaux de la Haute-» Maurienne, où il n'y a point de goître, et qui pourtant, en traversant » les blocs gypseux de cette contrée, entraînent avec elles autant de » sulfate calcaire que l'eau froide peut en dissoudre. » (P. 84-85.)

Cette preuve négative a été depuis corroborée par les faits d'observation, étendus à un très-grand nombre de contrées, qui attestent que les eaux, dont on fait usage pour boisson, peuvent être chargées de sels calcaires et de sulfate de chaux sans que le goître se produise dans les populations.

La remarque faite par Mgr Billiet à propos des faits constatés en Savoie, résume cette preuve négative, depuis bien des fois reproduite.

« On cite aussi en plusieurs endroits des dépôts de gypse qui ne » produisent aucun cas de goître dans leur voisinage.

» Il y a beaucoup de plâtre dans les environs de Paris où le goître » et le crétinisme paraissent inconnus. » (Pages 29 et 30.)

M. le docteur Filhol (1), dans son rapport au conseil d'hygiène et de salubrité publique de la Haute-Garonne, oppose à l'opinion de M. Bouchardat sur l'influence des sels de chaux, la présence de ces sels en grande quantité dans l'eau d'Arcueil, employée à Paris par un grand nombre d'habitants chez lesquels le goître ne se développe pas.

Il ajoute :

« Si l'on jette un coup d'œil sur la composition chimique des eaux » dans les parties de notre département où siége le goître, on remarque » qu'elles sont la plupart presque entièrement privées de sels calcaires.

» Je citerai comme exemple les eaux que l'on boit dans les villages » de Saint-Mamet (3 grammes), Montauban (6), Juzet (10), Salles (2), » Pratviel et une foule d'autres, qui ne sont pas même troublées par » l'oxalate d'ammoniaque.

(1) *Rapport sur le crétinisme* (*Journal de méd. de Toulouse*, 1855).

« A Montrejeau, où l'on boit une eau trés-séléniteuse, il n'y a pas un » seul goîtreux sur une population de 3,000 habitants. »

3° *Eaux chargées de sels magnésiens.*

M. le docteur GRANGE (1) a été conduit par l'ensemble de ses recherches à rattacher le goître et le crétinisme à une nature spéciale de terrains, apte à introduire, dans les eaux qui en naissent, des sels magnésiens, et comme corollaire des faits par lui observés, dont la valeur devra être discutée à propos des influences géologiques en général, il a admis que la magnésie, à l'état de sel soluble dans les eaux usitées comme boisson, est la cause du goître.

Les faits positifs, qui attestent la présence de sels magnésiens dans les eaux des contrées où règnent le goître et le crétinisme, n'ont pas manqué comme preuves à l'appui de l'opinion du docteur Grange. Mais des faits contradictoires existaient déjà en grand nombre à l'époque où cette opinion s'est produite, et se sont, depuis qu'on a dû en discuter la valeur, accumulés au point qu'il soit actuellement réellement impossible de l'adopter.

D'après les résultats des analyses de M. CANTU, la magnésie a complétement manqué, ou n'a été trouvée qu'en proportions minimes dans les eaux de contrées où le goître et le crétinisme sévissent avec une grande violence.

Les recherches de M. NIEPCE, entreprises en vue de vérifier l'opinion de M. Grange, ont confirmé les faits constatés par M. Cantu, et de plus l'ont conduit à reconnaître la présence de la magnésie en pro-

(1) *Communication à l'Académie des sciences le 9 oct. 1846 et Rapport sur les causes du goître et du crétinisme et sur les moyens d'en préserver les populations (Archives des Missions scientifiques, déc. 1850).*

portions très-notables dans les eaux bues par des populations exemptes de goître et de crétinisme.

L'analyse de deux sources, auxquelles est attribuée la propriété de guérir le goître, a conduit M. Niepce à reconnaître la présence de la magnésie pour les proportions de 0,035 dans l'eau de la source de Coise, et de 0,563 dans l'eau de la source de Saint-Pierre d'Argenson.

D'après le même auteur, celle des deux sources de Coise à laquelle on attribue la propriété d'engendrer le goître ne contient pas de magnésie.

M. Filhol fait, au sujet de l'opinion du docteur Grange, les remarques suivantes :

« Quand on quitte les pays que M. Grange a étudiés, on s'aperçoit » bientôt qu'il a pris un cas particulier pour la règle générale. Les » eaux des vallées de Luchon et de Saint-Béat ne renferment pas à » beaucoup près autant de chaux ou de magnésie que celles de la » Seine, et pourtant on trouve beaucoup de goîtreux dans ces deux » vallées. »

4° *Eaux privées d'iode.*

L'absence de l'iode dans les eaux, dans l'air et dans les aliments, a été présentée comme la cause principale ou même essentielle du goître et conséquemment du crétinisme, par divers auteurs et notamment par M. Chatin (1).

Bien que les procédés analytiques, que la science possède pour déterminer les quantités presque infinitisimales d'iode que peuvent contenir les eaux, l'air et les substances alimentaires, n'aient pas en-

(1) *Recherches sur l'iode* (*comptes rendus des séances de l'Acad. des Sciences*, t. XXVI). *Présence de l'iode dans les trois règnes de la nature* (*Journal de chimie médicale*, déc. 1850). — *Un fait dans la question du goître et du crétinisme*, 1853. — *Sur les eaux potables* (*Bulletin de l'Académie impériale de médecine*, 1863).

core atteint la perfection désirable et n'aient pas été appliqués avec une généralité suffisante pour l'élucidation de la question étiologique, néanmoins les faits acquis ont déjà une certaine valeur et pour leur nombre et pour leur nature.

Seulement pour l'iode, comme pour la magnésie, comme pour les sels calcaires, les faits sont contradictoires.

Ainsi, en ce qui concerne la nature des eaux, d'une part MM. Chatin, Marchand et Niepce ont fréquemment reconnu l'absence d'iode dans les eaux employées comme boisson par les habitants de contrées où règnent le goître et le crétinisme.

Par la présence de l'iode dans certaines eaux, l'immunité obtenue par certaines localités, au milieu de régions infectées, a pu être expliquée.

Parmi les faits invoqués par M. Chatin à l'appui de sa théorie, il en est un très-remarquable et très-important, quoiqu'il n'ait pas, au point de vue étiologique, toute la portée que M. Chatin lui attribue, c'est le fait des changements apportés dans l'état des habitants de la commune de Saillon, près de Martigny, relativement à l'existence du goître et du crétinisme, par un changement dans la qualité des eaux relativement à la présence de l'iode.

Voici les résultats curieux des recherches de M. Chatin, reproduits, dans son *Dictionnaire d'hygiène*, par notre collègue, M. Tardieu :

« A. L'eau bue actuellement à Saillon (détournée de la Salente en » amont de la source chaude) est privée d'iode, comme celle qui ali- » mente Fully et ses hameaux (Brançon, Sacet, Mazimbre), remplis de » goîtreux et de crétins.

» B. L'eau bue autrefois à Saillon (détournée de la Salente après » que celle-ci a reçu la source chaude) contient plus d'iode que » les eaux bues à Paris et dans les autres contrées où le goître est » inconnu.

» C. L'eau de la source chaude contient au moins 60 fois plus

» d'iode que les eaux normalement iodurées de Paris et de Londres ; » c'est une véritable eau minérale iodurée.

» D'où il ressort :

» A. Que le goître devient commun à Saillon, depuis qu'on y con- » somme de l'eau privée d'iode ;

» B. Que le goître (et le crétinisme) était inconnu ou du moins » fort rare dans ce pays, lorsqu'on y faisait usage d'eau iodurée ;

» C. Que c'est à la belle source minérale, qui se jette dans la Sa- » lente, qu'est due l'ioduration des eaux de celle-ci, à l'endroit où » elles étaient prises de temps immémorial pour les besoins du » village. » (P. 361.)

Mais, d'autre part, on a reconnu tout aussi positivement que le goître et le crétinisme sévissent là où les eaux potables contiennent de l'iode, et ne se produisent pas là où l'iode fait défaut dans les eaux.

Ainsi d'après les recherches de M. Cantu, pour la plupart des localités infectées, les eaux par lui analysées contenaient des traces, de petites quantités ou même de notables quantités d'iode.

Les recherches spéciales entreprises par M. Niepce n'ont pas infirmé les résultats obtenus par M. Cantu.

M. Filhol remarque que les habitants des vallées d'Oneil et de Larboust ne sont ni goîtreux ni crétins, quoique l'eau qu'ils boivent soit aussi pauvre en iode que celle de la vallée de Luchon.

5° *Principe indéterminé.*

En face des objections et des contradictions que l'observation sur une plus large échelle a permis d'opposer victorieusement aux théories exclusives qui, appuyées sur des faits partiels, tendaient à ramener l'action des eaux, en tant que causes du goître et du crétinisme, à un élément déterminé de leur composition, les auteurs, qui ont persisté à considérer les eaux comme les agents intermédiaires d'une influence imputable au sol, ont été contraints d'attribuer cette influence à un agent encore indéterminé et inconnu.

Ainsi Mgr Billiet, après s'être demandé si la substance nuisible est l'argile, l'alumine, la magnésie, la silice, le talc, le gypse, etc., conclut en ces termes :

« Quoi qu'il en soit, il paraît que ce principe pathogénique, dont nous » ignorons la nature, est pris en dissolution ou charrié mécanique- » ment par les eaux, qui traversent certains terrains, et que c'est prin- » cipalement par la boisson qu'il exerce sa pernicieuse influence sur le » corps humain. » (P. 26.)

A propos de l'influence du gypse, trouvée réelle dans certaines localités et nulle dans d'autres localités, Mgr Billiet dit : « Qu'il faut remar- » quer aussi que les nombreux dépôts de chaux sulfatée, qui existent » en Europe, appartiennent à plusieurs formations différentes et qu'il » peut y avoir beaucoup de variété dans les éléments inaperçus qui les » accompagnent. C'est donc encore une question qui reste pour le » moment sans solution. (Pages 29 et 30.)

Le rapport de l'Académie des sciences sur les recherches du docteur Grange se termine par ces mots :

« Reste à savoir si, indépendamment de la magnésie, il n'existe pas » dans ces eaux un principe actif, mais en très-faibles doses, et qui » jusqu'ici aurait échappé aux analyses. Dans cette supposition, il serait » intéressant de diriger les analyses de manière à découvrir ce prin- » cipe, quel qu'il pût être et quelque minime que fût sa proportion » dans les eaux. »

D'après ces appréciations de l'état de nos connaissances, au moment où elles sont émanées de juges si compétents et si haut placés, état qui n'a pas notablement changé depuis, le dernier terme de tant de recherches, ce serait, en ce qui touche l'action imputable aux eaux dans la production du goître et du crétinisme, l'admission hypothétique d'un agent inconnu (1).

6° *Les eaux potables n'auraient aucune influence.*

Pour contester toute influence de la nature des eaux sur la production du goître et surtout du crétinisme, on a pu s'appuyer sur un certain nombre de faits qui démontrent que les habitants de diverses localités ou mieux encore d'une même localité, qui font usage des mêmes eaux pour boisson habituelle, se montrent atteints ou non de goître et de crétinisme, sous l'influence de causes évidemment indépendantes de l'action des eaux.

C'est ainsi que MAFFÈI, après avoir reproduit et discuté les opinions d'un grand nombre d'auteurs ainsi que les résultats de ses propres observations, a conclu en niant toute influence de la nature des eaux sur la production du crétinisme, tout en admettant dans une certaine mesure cette influence sur la production du goître. (Pages 169, 170 et 198.)

(1) L'étude attentive des faits nous a conduit à formuler comme il suit notre manière de voir au sujet des causes du goître et du crétinisme :
1° Le goître endémique est produit par l'usage habituel de certaines eaux qui contiennent un principe spécial, probablement de nature organique; 2° ce principe se développe au contact de l'air et peut-être aussi de certaines matières minérales (sels de chaux, de magnésie, de fer) ; 3° l'iode en prévient habituellement la production ou tout au moins en neutralise les effets; 4° ce principe joue également un rôle important dans la genèse du crétinisme, surtout quand il existe en même temps dans l'eau potable et dans l'air ambiant, ce qui doit avoir lieu toutes les fois que les eaux coulent à ciel ouvert; 5° mais, des causes d'un autre ordre, que l'on rencontre à peu près constamment, soit isolées, soit réunies dans les contrées où sévit le crétinisme, contribuent, dans une certaine mesure, à produire cette maladie. Nous citerons en première ligne l'humidité et le défaut d'aération et de lumière solaire, que l'on observe surtout dans les vallées étroites et profondement encaissées et, parmi les causes secondaires, l'insalubrité des habitations, la misère, la mauvaise alimentation et la manière défectueuse d'élever les enfants. (Mémoire cité, p. 226.) L. L.

Les recherches, consignées par MM. Stœber et Tourdes dans leur hydrographie médicale du département du Bas-Rhin, ont pour résultat général, en ce qui concerne le goître et le crétinisme, de présenter ces affections comme indépendantes, dans leur développement, de la nature des eaux potables, et notamment de la présence dans ces eaux du sulfate de chaux, des sels de magnésie, ou de l'absence de l'iode. On lit à la page 53 de leur ouvrage ce passage important pour l'étiologie non moins que pour la prophylaxie du crétinisme et du goître :

« Le goître et le crétinisme sont endémiques dans un certain nombre » de communes situées le long du Rhin, mais ces affections sont » partout en décroissance ; les progrès de l'hygiène publique et privée » sont la véritable cause de ce changement. On ne peut attribuer ces » maladies à des propriétés particulières de l'eau du fleuve, qui est res- » tée la même, pendant que l'état sanitaire se modifiait. »

7° *La mauvaise qualité des eaux potables n'aurait qu'une influence secondaire.*

S'il est vrai qu'aucune des conditions spéciales dépendantes de la nature des eaux, auxquelles a été attribuée une influence directe, principale, essentielle sur la production du goître et du crétinisme, ne peut être réellement considérée comme ayant réellement ce caractère, il n'en résulte pas que toute influence étiologique de la nature des eaux sur la production des endémies du goître et du crétinisme doive être contestée.

Il ressort, au moins d'une manière générale, des études entreprises par les savants, que l'opinion des populations, qui attribue à certaines eaux une influence malfaisante concourant à produire ces endémies, doit être admise comme fondée.

Cela ne peut être contesté, surtout en ce qui concerne le goître.

Ainsi il résulte généralement des appréciations de M. Cantu sur la nature des eaux dans les États sardes que les régions où règnent le goître et le crétinisme, sont principalement celles où l'eau, employée comme boisson, n'est pas de bonne qualité, à raison d'une trop forte proportion de sels calcaires, ou est altérée par des substances étrangères, soit dans son parcours, soit dans les citernes ou les puits ; et que les régions où ne se produit pas l'endémie ont des eaux de bonne qualité.

Les recherches de M. Niepce n'ont pas infirmé les appréciations de M. Cantu.

Et toutes les observations de détail qui ont été faites par les nombreux savants qui se sont occupés de l'hygiène des pays où règnent les endémies du goître et du crétinisme, les ont confirmées.

Cette conviction générale ressort de l'unanimité qui se rencontre dès qu'il s'agit de ce qui doit être entrepris pour essayer de neutraliser le développement des endémies dans les contrées où elles sévissent. L'un des premiers moyens auquel on songe à recourir, c'est l'assainissement des eaux potables.

La Commission sarde, malgre la réserve qu'elle a gardée dans son appréciation étiologique de l'influence des eaux sur la production du crétinisme, n'a pas hésité à mettre, comme tous les hygiénistes, au premier rang parmi les moyens prophylactiques l'emploi immédiat des moyens propres à assurer l'usage d'eaux de bonne qualité à toutes les localités qui en sont dépourvues.

Cette influence secondaire des eaux potables, dans ce qu'elle a de plus général, se retrouvera nécessairement mise de nouveau en question par l'étude de l'influence à attribuer à la nature géologique du sol dans la production du goître et du crétinisme.

II. Constitution géologique du sol.

A. *Considérations générales.*

Les faits, successivement acquis par la science depuis l'époque encore assez récente où l'on a commencé à soumettre le goître et le crétinisme à de sérieuses études, n'ont pas porté atteinte à la conception qui, dès l'origine, a rattaché le développement de ces affections, sous la forme endémique, à des influences spécialement inhérentes à chacune des localités infectées. Ces influences locales se résumaient nécessairement dans les caractères spéciaux, qui pouvaient être en fait imprimés à ces localités par les conditions géographiques, météorologiques et géologiques qui s'y trouvaient réalisées.

L'attention, naturellement appelée vers les régions où ces deux affections se manifestent sur une plus grande étendue et à un degré plus élevé d'intensité, dut être immédiatement frappée de cette circonstance, que ces régions se rencontraient dans les pays de montagnes, en Europe, principalement dans les Alpes et les Pyrénées, et le crétinisme fut dès lors considéré comme une maladie endémique des pays de montagnes, et désigné, d'après cette vue générale, sous les noms d'idiotie des montagnes, d'idiotie des Alpes.

L'observation permit bientôt de reconnaître que l'endémie affecte principalement les vallées, et, parmi les vallées, les plus profondes et les plus étroites; une précision plus grande dans les observations conduisit à constater que le mal commence à se manifester dans les vallées à une distance plus ou moins grande de leur débouché dans les plaines, qu'il atteint son plus haut degré de développement dans la partie moyenne de ces vallées, et qu'à partir d'une élévation, égale à 1,000 mètres environ au-dessus du niveau de la mer, le crétinisme et le goître disparaissent.

Mais il n'était pas possible de se contenter, pour fonder une doctrine étiologique, de la détermination de ces conditions géographiques, dont l'influence, en tant qu'excluvive et absolue, devait d'ailleurs être bientôt démentie par des observations plus approfondies et plus étendues.

On dut demander à ces conditions la raison de leur influence, et c'est ainsi qu'on fut nécessairement amené à la chercher : d'abord, dans les faits climatériques et météorologiques qui se rattachent intimement à la situation et à la configuration géographiques ; puis enfin, dans la nature géologique du sol, qui non-seulement se subordonne généralement la configuration géographique, mais qui peut exercer une influence directe par les principes que l'air atmosphérique et surtout les eaux empruntent au sol pour les communiquer aux êtres vivant à sa surface.

C'est en marchant dans cette voie nécessaire du progrès scientifique qu'on a rencontré les diverses théories étiologiques qui ont successivement attribué le développement du goître et du crétinisme à l'influence principale : soit des eaux potables agissant, pour produire l'endémie, par le défaut d'aération, par l'abondance des sels calcaires, par la présence du sulfate de chaux ou des sels magnésiens, par l'absence d'iode ; soit de l'air atmosphérique saturé d'humidité, vicié par des miasmes paludéens, privé d'iode, et qui ont enfin rattaché les endémies à la nature géologique du sol, agissant, pour les produire, soit par des influences déterminées sur la composition des eaux suivant l'opinion de M. Grange, soit par des influences indéterminées et par une intoxication tellurique, suivant les opinions émises par le docteur Ferraris, par Mgr Billiet et adoptées par plusieurs savants et notamment par notre honorable collègue, M. le docteur Morel.

Avant de chercher à faire la part de chacune des causes qui paraissent devoir être admises au nombre de celles dont l'ensemble doit être considéré comme nécessaire pour que le développement du goître et du crétinisme puisse se réaliser sous la forme endémique, et qui paraissent conséquemment mériter d'être désignées sous le nom de causes endémiques de ces affections, il est nécessaire d'exposer, au moins sommairement, l'état actuel de la science en ce qui concerne l'action à imputer d'une manière générale à la nature géologique du sol dans la genèse du goître et du crétinisme.

Bien que les opinions qui ont attribué à la nature géologique du sol une influence principale dans la production du goître et du crétinisme aient généralement rencontré peu de faveur, néanmoins l'éminence de la position sociale et scientifique de quelques-uns des personnages qui ont introduit dans la science ces opinions, ou leur ont prêté l'appui de leur approbation officielle, le nombre et la valeur des preuves et des témoignages invoqués, et, par-dessus tout, l'importance réelle de la question, m'ont déterminé à consacrer à l'exposé de l'état de la science, en ce qui touche ce point d'étiologie, autant de développements que le permettaient pour moi les conditions de temps et de lieu, et que le comportaient pour la Commission les nécessités d'une discussion très-générale et très-rapide.

Ces développements m'ont paru d'autant plus nécessaires que la question de l'influence étiologique de la nature du sol est très-étroitement liée, d'une part, à l'influence des eaux potables, et, d'autre part, à la configuration géographique.

Or l'appréciation de l'influence à attribuer, dans l'état actuel de la science, aux eaux potables, a dû être réservée par la Commission jusqu'au moment où l'influence géologique aurait pu être discutée. Et c'est entrer en quelque sorte dans l'examen des influences qui peuvent être attribuées aux conditions géographiques que de rechercher d'une manière générale les rapports qui peuvent exister entre la nature géologique du sol et le développement endémique du goître et du crétinisme.

B. *Doctrines fondées sur la considération principale ou exclusive de la nature géologique du sol.*

Il ne m'a pas paru indispensable de rechercher minutieusement comment, où et par qui l'influence de la nature géologique du sol a été introduite dans l'étiologie du goître et du crétinisme.

Ce qui est avant tout important, c'est l'exposé des doctrines, qui, à une époque récente, ont attribué à cette cause une influence prépondérante et même exclusive, relativement à toutes les autres causes, et, d'une manière expresse, relativement à celles dont la puissance a été le moins contestée, les causes météorologiques et géographiques.

Suivant le témoignage d'Esquirol, un célèbre voyageur italien, dont il n'aurait pu se rappeler le nom, lui aurait affirmé, « qu'on rencontre » beaucoup moins de crétins dans les gorges des montagnes magné- » siennes que dans les montagnes calcaires. » (*Maladies mentales*, t. 11, p. 359.)

Ingres, en suivant toute une ligne parcourue par une bande de calcaire magnésien, a vu le goître se produire avec une constance qui ne s'est démentie que sur le bord de la mer. (*Compendium*, p. 143.)

D'après des observations faites dans l'Hindoustan, MAC-CLELLAND a été conduit à fonder une doctrine étiologique des endémies de goître et de crétinisme sur la nature géologique du sol. D'après cet auteur, « dans le pays de Shore (Hindoustan), la fréquence du goître coïncide » d'une manière si frappante avec la constitution géologique des ter- » rains, qu'en étudiant les caractères des roches on peut dire à priori » si les habitants sont ou non affectés de goître. (*Compendium*, p. 144.) » Les villages affectés avoisinent les roches de calcaires disposées » parallèlement le long des chaînes centrales qui sont formées de » schiste argileux. Ces chaînes n'offrent pas toutes des habitants affectés

» de goître; on n'en trouve que dans les points où ils sont obligés de » faire usage des sources prenant naissance dans les roches calcaires.

« Ce rapport, frappant quand on considère les grandes divisions » des pays, devient encore plus saisissant quand on examine les con- » ditions des villages voisins, et même mieux, quand dans deux por- » tions différentes du même village, soit par suite de la disposition » des lieux, soit à cause de la division des naturels en castes, les habi- » tants arrivent à faire usage d'eau sortant de rochers de composition » hétérogène.....

» La vallée de Baribice a sa partie orientale assise sur le schiste » argileux; on n'y trouve pas un seul goîtreux. L'autre partie, où » apparaît çà et là la roche calcaire, offre 70 goîtreux sur les 192 habi- » tants de ses six villages.

» Le village Ducygond tire son eau du schiste et n'offre pas un seul » malade; le village Ager, qui tire son eau d'une ancienne mine de » cuivre renfermée dans le terrain calcaire, eau qui charrie des car- » bonates de soude et de chaux, compte 40 goîtreux, dont 20 crétins, » sur 50 habitants. Mac-Clelland conclut que le goître et le crétinisme » sont dus à la présence, dans l'eau, de sels calcaires, et il ajoute qu'il » n'a pas trouvé une seule exception à sa théorie dans toute l'immense » étendue des montagnes qu'il a visitées. »

Il y a lieu de remarquer que, dans la citation de M. Marchand, Mac-Clelland donne le nom de *magnésiens* aux calcaires qui, d'après lui, déterminent l'endémie du goître, et que, dans la citation du *Compendium*, cette désignation ne se retrouve pas, non plus que la mention de l'existence de sels magnésiens dans les eaux des lieux où existe le goître.

Mgr Rendu, évêque d'Annecy, dans une note communiquée à la Commission sarde « observe que le crétinisme est seulement endémique » dans les vallées où les rivières et les torrents charrient des détritus

» schisteux, et, en les déposant sur les bas-fonds, forment ainsi la
» couche végétale. »

Les docteurs Garbiglietti (1) et Ferraris attribuent aussi le crétinisme à l'influence de la nature du sol; le dernier surtout, qui a publié divers ouvrages sur les crétins de la vallée de la Varaita et des plaines de Lagnasco, de Scarnafiggi, de Monastorolo et de celles qui s'étendent entre la Varaita et la rive droite du Pô.

Ces opinions peuvent être considérées comme les antécédents de la doctrine plus développée dans ses détails, ses motifs et ses preuves que Mgr Billiet, archevêque de Chambéry, a pour la première fois exposée dans un mémoire communiqué à l'Académie de Chambéry le 3 février 1847, sous ce titre : *Observations sur le recensement des personnes atteintes de goître et de crétinisme dans le diocèse de Chambéry et de Maurienne*, doctrine que le savant prélat a depuis et jusqu'à ce jour constamment reproduite et confirmée par de nouvelles observations et de nouveaux écrits.

Mgr Billiet, tout en considérant le *goître et le crétinisme comme deux maladies différentes*, se fonde sur l'état d'association, dans lequel elles se présentent ordinairement, *pour les attribuer aux mêmes causes, au moins provisoirement et jusqu'à ce qu'on ait de bonnes raisons pour admettre un sentiment contraire.*

« Il paraît qu'on peut assigner à ces deux maladies des causes directes
» et des causes indirectes; les premières sont celles qui les produisent
» directement et sans lesquelles elles n'existeraient pas. Les secondes
» sont celles qui ne produiraient pas le goître et le crétinisme, si elles
» existaient seules; mais qui en favorisent le développement et vien-
» nent ainsi en aide aux causes directes. Évidemment ce sont les

(1) *Riserc. etiol. sul Cret.* Torino, 1845.

» causes directes qu'il serait plus important de découvrir. » P. 18.

Pour justifier le point de vue le plus général de sa doctrine étiologique, à savoir : que la cause directe du goître et du crétinisme dépend de la constitution géologique des terrains et des substances que l'eau, en les traversant, y prend en suspension ou en dissolution, Mgr Billiet invoque des preuves positives et des preuves négatives. Ces preuves sont principalement empruntées à la considération des rapports, que le recensement de 1845 a permis de reconnaître, en Savoie entre le développement du goître et du crétinisme et la constitution géologique du sol.

« Les causes dépendent du sol et de sa constitution géologique » plutôt que de sa configuration. En effet, le recensement de 1845 » prouve que l'on commence à trouver quelques cas de goître et de » crétinisme, en Savoie, sur les dépôts du Rhône, sur le terrain d'al- » luvion ancienne et sur les grès mêlés d'argile ; que ces cas deviennent » plus fréquents lorsqu'on arrive aux schistes argilo-calcaires ; que » toutes les communes assises sur ce terrain en sont à peu près égale- » ment infectées ; qu'ils deviennent beaucoup plus fréquents encore » dans les vallées de Maurienne, de Tarentaise, de Faucigny et d'Aoste, » occupées presque entièrement par le terrain métamorphique et spé- » cialement par des schistes argileux, talqueux, micacés, et par des » dépôts de gypse ; tandis qu'au contraire les terrains jurassique et » néocomien en sont complétement exempts.

» Ce qui prouve que la configuration du pays n'en est pas la cause » directe, c'est qu'on trouve souvent les mêmes conditions géogra- » phiques dans des endroits où le goître et le crétinisme sont inconnus ; » on rencontre souvent, hors des terrains que nous avons signalés, les » mêmes formes de vallées, les mêmes défilés, le même boisement, » les mêmes ombrages, la même humidité, la même pauvreté dans la » construction des chaumières. Hors des terrains infectés, ces di- » vers accidents, réunis ou séparés, occasionnent des fièvres ou

» d'autres maladies, mais ils ne produisent pas le goître, ni le créti-
» nisme.

» Au contraire, dans les terrains qui y sont sujets, les conditions » géographiques les plus favorables ne suffisent pas pour en exempter. » Ainsi, par exemple, les communes de la Chapelle, de la Chambre, » de Saint-Avre, en Maurienne, sont situées dans un terrain sec, loin » des marais, exposées à un grand courant d'air ; celles de la Chavanne, » de Planaise, de Coise, de Châteauneuf, de la Chapelle-Blanche, en » ce diocèse, sont dans une situation agréable, ouvertes de tous côtés, » bien exposées au soleil en toute saison ; tous ces avantages n'ont pu » jusqu'ici les assainir. »

La cause directe du goître et du crétinisme dépend de la nature géologique du sol, de sa constitution minéralogique, elle est *sous la surface du sol* et non *dessus*, formule que Mgr Billiet a adoptée pour résumer la pensée fondamentale de sa doctrine dans ses écrits ultérieurs.

D'après ses observations, Mgr Billiet a été conduit :

1° A rattacher le développement endémique du goître et du crétinisme à la condition de la constitution géologique du sol par l'un des terrains suivants :

Dépôts du Rhône (alluvion), molasse (grès tertiaire), schistes argilo-calcaires, probablement métamorphiques, terrains métamorphiques, argileux, talqueux, et gypseux ;

2° A considérer la constitution du sol, pour les terrains calcaires compactes, appartenant aux formations jurassique et crétacée, comme une condition d'immunité.

Au sujet de la nature des terrains qui agissent directement pour produire le goître et le crétinisme, les opinions de Mgr Billiet ne sont que très-peu modifiées depuis 1847.

L'éminent prélat, dans ses lettres adressées en 1857 à notre collègue, « M. le docteur Morel, croit pouvoir assurer que, en Savoie, c'est

» presque exclusivement sur les terrains argileux et gypseux que ces
» deux maladies se développent. »

« Dans la partie occidentale de la Savoie, on trouve les calcaires
» crétacé, néocomien et jurassique en très-grande quantité, avec
» quelques dépôts d'alluvion ancienne et quelques placages de grès.
» Le goître et le crétinisme y sont presque inconnus. Si l'on en trouve
» quelques cas, ce n'est que dans les habitations qui sont situées sur
» la molasse, ou sur l'alluvion ancienne, ou sur les dépôts du
» Rhône.

» La partie orientale, qui semble appartenir principalement au
» lias, est occupée spécialement par des schistes argileux et des dé-
» pôts de gypse. Les deux affections y sont extrêmement communes.
» Dès qu'on rencontre des collines formées d'un schiste argileux, gris
» ou brun et friable, ou des pentes d'une terre noire et gluante, sur
» laquelle les eaux pluviales creusent de profondes rigoles, ou d'énor-
» mes dépôts de gypse, on peut être sûr de trouver sur ces formations
» une population gravement affligée par le goître et le crétinisme. »

Mgr Billiet admet que, dans les endroits où les terrains de chaux sulfatée et d'argile ont été transportés, « la cause du goître a été trans-
» portée en même temps, soit que le transport ait été produit par les
» causes encore agissantes, c'est-à-dire par les rivières, soit qu'il re-
» monte aux temps géologiques antérieurs à l'époque diluvienne. »

Le goître et le crétinisme se rencontrent encore, mais beaucoup moins généralement, sur le grès tertiaire, sur les terrains granitiques.

En Maurienne et en Tarentaise, où ces affections règnent avec la plus grande intensité, on trouve en grande quantité du granit porphyroïde, de la serpentine, de l'amphibole, du gneiss, des schistes talqueux et des schistes micacés. Aussi Mgr Billiet ne croit pas à l'innocuité absolue des substances talqueuses et granitiques.

« Il n'y a pas en Savoie assez de calcaire magnésien pour qu'il
» soit possible de juger de son influence sur la population.

« Les terrains, qui paraissent les plus sains, les plus exempts de » toute influence crétinisante, sont le calcaire compacte jurassique, » néocomien et crétacé dans tous ses différents étages. »

Enfin, dans une lettre récemment communiquée à la Commission par M. Morel, Mgr Billiet classe ainsi qu'il suit les terrains les plus infectés en Savoie :

1° La chaux sulfatée et le gypse ;

2° L'argile ;

3° Les terrains d'alluvion provenant des Alpes ;

4° Le tuf ;

5° La molasse.

Mgr Billiet pense que la nature géologique du sol exerce son influence par l'intermédiaire des eaux qui, en traversant ces terrains, dissolvent et charrient mécaniquement le principe pathogénique dont la nature est inconnue.

Il croyait, avant les travaux du docteur Grange et du docteur Chatin, et il a continué de croire, depuis ces travaux, que la question est trop peu avancée pour qu'il soit possible de rien affirmer sur la nature de la substance qui altère le sol et lui procure ses qualités nuisibles, et il se demande encore aujourd'hui si c'est l'argile, l'alumine, la magnésie, la silice, le talc, le gypse, etc., ou l'absence d'iode.

C'est à cette question que M. le docteur GRANGE s'est cru en droit de répondre, d'une manière précise, en désignant la magnésie comme le principe minéralogique qui imprime au sol et par suite aux eaux qui en proviennent les propriétés nuisibles, condition essentielle du développement du goître et du crétinisme.

M. le docteur Grange a communiqué à l'Académie des Sciences, le 6 octobre 1848, un mémoire qui contient les premiers germes de sa doctrine.

L'analyse des eaux des terrains talqueux, enthraxifères et crétacés

de la vallée de l'Isère, lui a indiqué la présence d'une quantité « no-
» table de magnésie, 10 à 25 pour 100 de la totalité des sels, dans
» toutes les eaux des villages et des vallées où le goître et le créti-
» nisme sont endémiques. »

Convaincu « qu'aucune des opinions, jusqu'alors émises sur la cause
» probable du goître et du rachitisme, ne pouvait rendre compte des
» faits; » M. Grange s'est demandé si ses analyses, faites sur trois terrains différents, terrains talqueux, anthraxifère et crétacé, ne pourraient pas expliquer, par la présence des sels de magnésie, le développement de ces affections endémiques.

La vérification du fait de l'existence d'un rapport constant entre le développement du goître et du crétinisme et l'existence de roches talqueuses, dolomitiques, dans les Hautes-Alpes, la Suisse, le Piémont, les Vosges, les Pyrénées ; l'indication d'un fait analogue recueilli par M. Boussingault dans les provinces des Andes, où il avait observé des goîtreux, où d'après M. Darwin, se rencontrent des masses énormes de gypses et de dolomies, confirmèrent M. Grange dans l'opinion qu'il se crut dès lors en droit de formuler en ces termes :

« Il résulte donc des analyses que j'ai faites et des observations géo-
» logiques que si les eaux sont, comme on le croit généralement, la
» cause prochaine du développement du goître et du crétinisme, on
» pourrait rapporter l'action délétère des eaux aux sels de magnésie,
» ou peut-être à la fois à la présence de la magnésie et à l'absence d'une
» quantité de chaux suffisante aux besoins de l'économie. L'analyse
» est appelée à résoudre le problème. »

Dans un rapport du 2 janvier 1850 à M. le Ministre des Travaux publics, de l'Agriculture et du Commerce, M. Grange rendait compte en ces termes du résultat de ses études à cette époque:

« J'ai reconnu que nous avions en France plus de 450,000 person-
» nes affectées de goître et 50,000 crétins. J'ai réuni les éléments
» d'une carte géographique du goître en France.

» Dans l'Europe centrale, le nombre de personnes atteintes dépasse » 3 millions.

» Le goître et le crétinisme se rencontrent dans tous les pays du » monde, à toutes les hauteurs où l'homme peut fixer son habitation » permanente, sous toutes les latitudes, sous les climats les plus va- » riés et les plus différents.

» Ces affections, indépendantes des circonstances orographiques et » météorologiques, ne règnent endémiquement que sur les terrains » magnésiens; en Angleterre, sur le calcaire magnésien; en Allemagne, » sur les formations magnésifères du terrain carbonifère, du trias, du » lias et sur la molasse; en France, sur les mêmes terrains; dans les » Alpes, sur les formations cimentées par la magnésie; dans les Py- » rénées, sur le soulèvement des roches magnésiennes, appelées » *ophites*.

» Dans l'Amérique et dans l'Inde, le goître se rencontre dans les » mêmes circonstances géognostiques.

» J'ai étudié cette année tout le versant nord-ouest des Alpes, de » Digne à Genève et de Genève au lac des quatre cantons. J'ai exploré » les terrains les plus différents, la formation diluvienne et la molasse, » le terrain crétacé, le terrain jurassique, les schistes cristallins mé- » tamorphiques.

» J'ai trouvé sur les vastes plaines de la molasse, qni s'étendent au » nord des Alpes, sur un espace de 100 lieues, le goître aussi fréquent » que dans le Valais.

» Berne, la ville la plus propre et la plus riche de la Suisse, a une » population presque tout entière atteinte par cette maladie.

» Si l'on fait, perpendiculairement à la direction des Alpes, une sé- » rie de coupes, on verra que les vallées et les bandes de terrain, » envahies par les affections endémiques, se trouvent précisément sur » les lignes de rupture des divers groupes de terrain, où on ren- » contre partout des couches considérables de gypse et de dolomie.

» Les cartes géologiques et géographiques de la Suisse et de la Sa-
» voie, celles de la distribution du goître rendent ces faits très-évi-
» dents.

» J'aurai l'honneur de les présenter à M. le Ministre.

» C'est en vain qu'on chercherait la cause du goître dans les in-
» fluences météorologiques. Dans ce système on rencontre à chaque
» pas une contradiction. Ni l'exposition au soleil, ni l'élévation sur les
» montagnes, ni l'habitation dans les plaines sans horizon, ni la ri-
» chesse, ne peuvent mettre à l'abri de ces tristes infirmités qui fran-
» chissent souvent le seuil des palais.

» Les pays à goître n'ont entre eux rien de commun qu'un élé-
» ment minéralogique : la magnésie, formant des masses considéra-
» bles tantôt sous la forme de carbonate, tantôt sous la forme de sili-
» cate, qui fournissent aux eaux, chargées d'acide carbonique, des
» quantités variables de sels dissous.

» Nous devons donc considérer comme un fait acquis à la science
» que le goître est généralement endémique sur les terrains imprégnés
» de magnésie. »

L'ensemble de ces études et de celles qu'il avait pu réaliser ultérieurement, a été exposé par M. Grange dans un mémoire, et résumé dans le rapport fait à l'Académie des sciences, le 28 avril 1851, par M. Elie de Beaumont.

Pour donner une idée juste de la doctrine de M. Grange dans ses données essentielles, et de la valeur qui lui a été attribuée par les savants éminents auxquels il en avait déféré l'appréciation, je ne puis mieux faire que de reproduire des citations textuellement empruntées à ce remarquable rapport.

« La proposition fondamentale de M. Grange, au sujet de la distri-
» bution du goître et du crétinisme, consiste en ce que la seule diffé-
» rence essentielle qu'on puisse assigner entre les localités où le goî-
» tre et le crétinisme existent et celles où ils n'existent pas, est une

» différence dans la constitution géologique du sol, et en ce que la » seule ressemblance, qu'on puisse signaler entre les pays de montagnes, de collines et de plaines où le goître est endémique, est une » certaine ressemblance dans la nature du terrain.

» Dans une vallée longitudinale comme celle de Chamouny ou celle » de l'Isère, de Conflans à Grenoble, dont les deux côtés ont des constitutions géologiques différentes, le goître et le crétinisme sont endémiques dans les villages qui se trouvent sur l'un des côtés de la » vallée, tandis qu'ils sont inconnus dans les villages situés en face, de » l'autre côté, dans des conditions en apparence toutes semblables et » dans la même atmosphère ; mais sur un sol géologiquement différent, une même vallée transversale, qui traverse successivement » plusieurs terrains, est alternativement sujette aux goîtres sur certains terrains et exempte de ce fléau sur d'autres.

» La vallée, qui descend du col du Bonhomme pour se joindre, au-dessous des bains de Saint-Gervais, à celle de l'Arve qui la continue » jusqu'à Genève, offre, sous ce rapport, des faits extrêmement remarquables. Exempte du goître dans la partie supérieure de son » cours, où elle est étroite et encaissée, elle y devient éminemment » sujette dans l'espace large, bien aéré, bien exposé, qui s'étend de » Saint-Gervais à Sallenche ; de Sallenche à Cluse, elle redevient » étroite et encaissée, mais le goître au lieu d'augmenter disparaît, et » le village de Maglan, situé dans la partie la plus étroite, en est » exempt. Le goître reparaît à Cluse, dans l'espace large et bien cultivé qui s'étend jusqu'à Bonneville. Les deux tronçons de cette vallée, où le goître est endémique, sont les plus larges, les plus aérés, » les mieux exposés ; mais l'un et l'autre ont leur fond creusé dans les » calcaires schisteux du lias, contenant des masses de gypse et des » roches dolomitiques (cargneules). Leur constitution géologique est la » même que celle du flanc unique des vallées longitudinales de Chamouny et de Grésivaudan, où le goître est endémique.

» Des faits du même genre existent dans les autres parties de la » Savoie, notamment dans la Maurienne... Ces faits ont été signalés » avec autant de soin que de précision par Mgr A. Billiet...

» Très-peu fréquent dans la plupart des vallées, dont les flancs sont » formés de roches primitives, de grès à anthracites ou de calcaires » compactes, il est surtout endémique dans les parties de la vallée de » l'Arc, qui sont creusées dans les calcaires schisteux du lias supérieur » et inférieur, et dans les masses gypseuses et dolomitiques (car- » gneules) qui s'y sont développées en un grand nombre de points.

» C'est là précisément la constitution des flancs de la vallée de Cha- » mouny, des flancs de la vallée de l'Isère et des deux tronçons de la » vallée de l'Arve, où le goître et le crétinisme sont particulièrement » endémiques.

» M. Grange, qui s'est particulièrement attaché à préciser les faits » au point de vue géologique, a reconnu le même genre de liaison » entre l'existence endémique du goître et la constitution géologique » du terrain dans toutes les parties des Alpes qu'il a été à portée d'é- » tudier.

» Le haut Valais, dont le sol est formé presque entièrement par les » schistes cristallins anciens, est habité par une population remarqua- » blement belle et complétement exempte de goître. Il en est de » même de plusieurs vallées latérales, placées dans les mêmes condi- » tions géologiques. Au contraire, les vallées latérales, creusées dans » les schistes du lias plus ou moins métamorphiques et souvent péné- » trées de gypse et de masses dolomitiques, et surtout la profonde » vallée du Rhône, creusée dans ces roches depuis Mérel jusqu'à » Martigny, montrent au voyageur l'affection goîtreuse et crétinique » dans son développement le plus repoussant. Deux villages du bas » Valais jouissent à cet égard, dit M. Grange, d'un privilége d'immu- » nité remarquable : ce sont ceux de Saillon et de Leyteron bâtis sur » le gneiss.

» Lorsqu'on passe le Saint-Bernard pour aller de Martigny à Aoste, » on marche sur le lias jusqu'à Orcières, et l'on rencontre le goître » dans tout cet intervalle, qui est formé par les schistes du lias souvent » à l'état métamorphique et très sujet à se recouvrir d'efflorescences » salines. D'Orcières à l'hospice du Saint-Bernard, on suit la vallée » d'Entremont, dont le fond est creusé dans les schistes cristallins » primitifs : le goître a disparu ; mais à l'hospice du Saint-Bernard, on » rentre dans le lias accompagné çà et là de gypses et de masses » dolomitiques (cargneules), et l'on retrouve le goître dès les premiers » villages qu'on traverse en descendant vers l'Italie.

» La traversée des Alpes, par la route du St-Gothard, présente des » faits du même genre et peut-être plus frappants encore.

» L'étude que M. Grange a faite de la distribution du goître dans » les Alpes, présente une répétition continuelle de circonstances » analogues. Chaque fois qu'on passe du domaine des populations » saines dans celui des populations affligées du goître et du crétinisme, » on traverse une limite géologique et l'on entre dans la sphère du » lias, des gypses et des masses dolomitiques (cargneules), ou dans » celle d'autres formations, qui jouissent, quoique à un moindre » degré, du même genre d'influence, telle que la molasse miocène.

» Le Jura révèle d'une manière bien sensible la nature probable de » cette influence. Les plateaux calcaires du Jura et les vallées pro- » fondes, qui les sillonnent, sont généralement exempts de goître; mais » on le rencontre à sa sortie, au pied des coteaux riants, généralement » bien aérés et bien exposés, qui portent les vignobles de Lons-le-Saul- » nier, de Voiteur, de Poligny, d'Arbois, de Salins ; coteaux formés par » les marnes schisteuses du lias, si généralement sujettes à se cou- » vrir d'efflorescences salines, et par les couches salifères des marnes » irisées avec leurs gypses et leurs dolomies. D'après M. Grange, le » goître est de même endémique dans les plaines de la Lorraine, sur » le lias, les marnes irisées, le muschelkalk et le grès bigarré.

» Parmi les pays de collines et de plaines, M. Grange cite encore, » comme remarquablement sujets au goître, les terrains salifères et » magnésiens du trias et du zechstein, dans le Wurtemberg et l'Alle- » magne centrale, la bande de calcaire magnésien qui traverse le nord » de l'Angleterre, de Nottingham à Tynemouth, et les plaines qui de la » pointe occidentale de l'Ardenne, s'étendent à l'ouest, dans le nord de » la France, à travers le département de l'Aisne, vers celui de l'Oise. » Dans cette dernière contrée, les eaux des sources paraissent sortir » de la craie ; celles que M. Grange a analysées contiennent des sels » magnésiens.

» D'après M. Grange, le goître paraît ordinairement là où le sol, » formé en partie de roches qui paraissent avoir subi sur place di- » verses transformations, cède encore aux eaux qui y circulent, des » éléments propres à réagir chimiquement les uns sur les autres, et » à les imprégner de certains sels. C'est en général près des masses » gypseuses et dolimitiques que M. Grange a vu le goître atteindre » presque partout son maximum d'intensité. Mgr l'Archevêque de » Chambéry avait déjà cité, en Savoie, de nombreux exemples de ce » rapprochement singulier qui m'a été signalé à moi-même dans » d'autres parties des Alpes, lorsque j'y ai voyagé.

» Ce résumé des faits observés est conforme à l'expérience sécu- » laire des populations de ces contrées et n'en est, pour ainsi dire, » que la traduction en langage géologique......

» L'Académie a pu voir que des deux principales opinions, qui ont » été émises sur la cause du goître, l'une, qui tend à la faire remon- » ter à des conditions générales, sociales et topographiques, aux- » quelles les populations se trouveraient soumises, ne serait pas con- » firmée par les recherches de M. Grange ; l'autre opinion, qui con- » siste au contraire à attribuer l'apparition endémique du goître à » une *cause tellurique*, trouverait un appui dans les recherches de » l'auteur.

» M. Grange a été plus loin, et, après avoir circonscrit les régions à
» goître dans certaines zones géologiques, il a cru pouvoir signaler la
» magnésie comme étant l'agent principal de la production de cette
» maladie. Sans se prononcer sur cette dernière opinion, qui ne pa-
» raît pas établie jusqu'ici sur des bases irrécusables, votre Commis-
» sion n'a pu s'empêcher de reconnaître que, dans les contrées étu-
» diées jusqu'à présent par M. Grange, la magnésie est en effet très-
» répandue dans les terrains sur lesquels le goître est endémique et
» dans les eaux qui en proviennent; reste à savoir si, indépendamment
» de la magnésie, il n'existe pas dans ces eaux un principe actif, mais
» en très-faibles doses, et qui jusqu'ici aurait échappé aux analyses. »

Les doctrines qui ont aspiré à fonder l'étiologie du goître et du crétinisme sur la considération principale ou exclusive de la nature géologique du sol, n'ont jusqu'alors rencontré qu'un bien petit nombre d'adhérents.

Les fondateurs de ces doctrines, Mac Clelland, Mgr Billiet et M. Grange, n'avaient guère conçu la réalisation de l'influence attribuée par eux à la nature du sol qu'au moyen de sa transmission aux êtres vivants par les eaux prises en boisson.

D'après le témoignage de M. Morel, M. Guggembühl semble avoir le premier admis que les exhalaisons de la terre concouraient avec la nature des eaux pour représenter l'influence à attribuer à la nature du sol. (Page 56) (1).

(1) Bien avant Guggenbühl, Munster avait attribué le goître à l'*indisposition de l'air* (cosmographie universalis 1550. trad. de Belleforest, t. I, p. 1006); W. Coxe, à *un air malsain* (Travels in Schwitzerland. trad. Ramond, t. II, p. 34-36); Wild, aux *miasmes méphitiques* apportés par les courants (Pensées sur le pays de Vaud); Razoumowsky, à la *viciation de l'air par les miasmes marécageux* (ouvrage cité, p. 132 à 136); de Salis, aux *émanations provenant des marais* (Neue Sammler, 1807); le Dr Schiner, aux *exhalaisons méphitiques* (Description du département du Simplon; Sion, 1812, p. 78.) L. L.

Dans la discussion que M. MOREL a soutenue avec Mgr l'archevêque Billiet en 1854 (1) et qui s'est terminée, en définitive, par un accord sur le principe fondamental de l'influence étiologique de la constitution minéralogique du sol, des concessions réciproques ont été faites, et Mgr Billiet, qui avait déjà admis, comme agents intermédiaires de cette influence, d'abord les eaux potables, puis peut-être les fruits de la terre, a dû compter, avec M. Morel, l'air au nombre de ces agents.

En effet M. Morel, d'accord avec Mgr Billiet sur la distinction des causes directes et essentielles par rapport aux causes indirectes et secondaires, et sur la nécessité de rechercher la cause essentielle externe du goître et du crétinisme dans la constitution géologique du sol, c'est-à-dire dans *l'influence tellurique*, ne sépare pas de cette influence tellurique le milieu ambiant dans lequel l'homme vit, se meut et se développe, l'air, la lumière et les principes qui peuvent les constituer, pas plus qu'il n'en sépare l'eau et les fruits de la terre, qui empruntent à la constitution géologique du sol leurs principes bienfaisants ou leurs propriétés funestes.

L'admission d'une influence tellurique, si largement conçue quant à ses conditions et ses moyens, s'éloignerait autant des doctrines étiologiques proposées par Mgr Billiet et M. Grange, qui avaient exclu les causes météorologiques, climatériques et géographiques du rang des causes directes, qu'elle se rapprocherait de la manière la plus ordinaire et la plus générale de concevoir les influences géologiques, si M. Morel, excluant les causes géologiques spéciales, auxquelles on avait pu songer ou qu'on avait expressément indiquées, le gypse, l'argile, la magnésie, n'avait admis, comme expression de l'influence tellurique, la production d'un miasme spécial, déterminant par intoxication le développement endémique du goître et du crétinisme.

C'est là un point de vue véritablement propre à M. Morel, qui ne

(1) *De l'influence de la constitution géologique du sol sur la production du goître et du crétinisme.* Paris, 1855.

rattache sa doctrine sur l'influence de la constitution géologique du sol, aux doctrines de MM. Mac Clelland, Billiet et Grange, que par un certain accord en fait sur les espèces de terrains, qui seraient, par leur nature, les plus propres à favoriser le développement endémique du goître et du crétinisme.

Ainsi, les observations de M. Morel, dans le département de la Meurthe, lui ont permis de reconnaître que, dans toute la partie de ce département qui est géologiquement constituée par la formation du lias, sur les argiles, les calcaires et les grès, le crétinisme ne se rencontre que d'une manière sporadique, et le goître d'une manière exceptionnelle ; tandis que sur les marnes irisées, appartenant à la formation triasique, contenant du sel gemme et des amas de gypse, se rencontrent des foyers importants de goître et de crétinisme, Rosières, Moyenvic, Marsal, Dieuze.

Il rappelle que, dans ces terrains, l'argile alterne avec des calcaires magnésiens. Et il cite l'opinion d'un géologue, M. Guibal, qui est disposé à attribuer les goîtres à la présence de la magnésie dans ces terrains.

M. Morel cite encore une région des Vosges qui, d'après le docteur Neser, offre un nombre considérable de goîtreux et même de crétins, bien que la nature du sol doive être rapportée aux terrains dits primitifs, granit, gneiss, eurite, porphyre, amphibole, serpentine, *grès rouge* et *grès vosgien*. C'est la région où sont situées les communes de Sainte-Marie-aux-Mines, Festrupt, Echery, Ranthal, Liepvre et Allemand-Rombach.

Enfin il rappelle qu'en descendant des Vosges vers l'Alsace, on rencontre, dans les îles et le long des bords du Rhin, le goître et le crétinisme, sur des terrains d'alluvion, analogues aux dépôts du Rhône.

Après avoir signalé ces différences dans la constitution géologique des terrains par lui observés, M. Morel conclut que :

« Le crétinisme est dû à une action spéciale qu'un *principe intoxi-*

» *cant* exerce sur le système cérébro-spinal, soit par l'air que l'on res-
» pire, soit par les substances que l'on ingère dans l'économie, et qui
» paraît surtout être en rapport avec les terrains où prédomine le *cal-*
» *caire magnésien*, sans qu'on puisse affirmer d'une manière absolue
» que ces infirmités ne se trouvent pas dans d'autres constitutions géo-
» logiques.

» Toutefois, partout où l'on rencontre ces dégénérescences, il fau-
» dra admettre quelque chose de spécial, soit dans la constitution
» géologique, soit dans la configuration du pays et les conditions at-
» mosphériques qui amèneront pareillement le même résultat. »

M. le docteur VINGTRINIER, dans un mémoire cité par Mgr Billiet durant le cours de sa discussion avec M. le docteur Morel (1), a conçu, lui aussi, la cause essentielle du goître sous la forme d'un miasme spécial.

« S'il est vrai, dit M. Vingtrinier, que les mêmes conditions hygié-
» niques ou anti-hygiéniques, ainsi que les conditions topographiques,
» soient les mêmes pour les localités atteintes du goître et pour les
» voisines, qui ne le sont pas, n'est-on pas conduit à penser, logique-
» ment et par la force des faits, qu'il faut absolument qu'il se trouve
» dans la localité atteinte une cause *spécifique*, persistante, inamovi-
» ble, une cause qui ne se rencontre pas dans la localité épargnée
» quoique contiguë, localité dans laquelle (du moins en apparence)
» on respire le même air, où se boivent les mêmes eaux, la même bois-
» son, où se nourrissent, travaillent et vivent, à peu près de la même
» manière, les habitants atteints du goître et ceux qui ne le sont pas,
» il faut bien, dis-je, qu'une cause *locale circonscrite*, inamovible, ca-
» chée, incessante, vienne agir sur les constitutions, plus ou moins
» aptes à recevoir son action, ou manquant de force de résistance ou

(1) *Du goître endémique dans le département de la Seine-Inférieure et de l'étiologie de cette maladie*; Rouen, 1854.

» *d'élimination*, et spécialement sur les femmes; or le *sol seul* évidem-
» ment, pour moi du moins, par sa condition *d'inamovibilité* et par
» la variété d'éléments qui se remarquent dans les lieux les plus voi-
» sins, doit être le seul dépôt, la seule source de l'agent *toxique;* là,
» selon nous, dans le sol il y a un *banc* terrestre, ou amas de détritus
» circonscrit, où doit se faire une fermentation ou putréfaction spéci-
» fique, *végétale* ou *animale*, dont *l'air* reçoit et dissout les émanations,
» et les transmet, par la *respiration*, à tous les individus qui vivent
» habituellement dans cet air.

» Il est tout naturel de penser que *l'eau* peut dissoudre aussi la ma-
» tière toxique déposée dans la terre, et qu'elle est, comme l'air, un
» moyen de transmission. Mais alors c'est l'eau de la localité, qui se
» *charge* sur place, et non (pages 18 et 19) pas une eau venue de loin,
» qui *apporte* l'élément toxique, ce que rien n'a prouvé jusqu'alors. »

Pour justifier son hypothèse, M. Vingtrinier s'appuie sur le fait du transport de la cause du goître avec les détritus transportés par les eaux, admis par plusieurs observateurs, notamment par Mgr Billiet et par M. Grange.

Dans une lettre adressée à M. Ferrus, le 11 février 1851, M. Grange avait affirmé que le goître et le crétinisme endémiques sur les terrains magnésiens, suivent *sur un très-grand espace les terrains d'alluvions qui proviennent des pays où le goître est endémique.*

M. Grange a reproduit, dans une lettre adressée à M. Vingtrinier, la même affirmation en ces termes :

« Dans tous les pays où le goître existe, on reconnaît aisément
» que les alluvions, qui proviennent de pays à goître, ont des popu-
» lations goîtreuses. Exemple : la rive gauche du Pô, la rive gauche
» de l'Isère ; les rives opposées n'en présentent pas. Les choses
» sont ainsi toutes les fois que les terrains sont de diverse nature
» sur les deux rives ; magnésien d'un côté, non magnésien de
» l'autre. »

M. Vingtrinier admet donc comme M. Grange des *terres à goître.*

Il trouve une seconde preuve, à l'appui de son hypothèse, dans la coïncidence du fait de la disparition du goître à Martigny, avec le renouvellement du sol, dans la vallée, par suite d'une inondation.

Une lettre de M. Grange, adressée à M. Vingtrinier, caractérise ainsi le fait :

« La vallée de *Bagne* n'est pas, dans sa partie supérieure, atteinte de » goître ; je ne crois pas même qu'il y en ait à Chable. Le torrent, qui » alimentait le lac et qui a rompu ses digues, a chassé devant lui une » masse énorme de débris de cailloux roulés provenant des roches gra» nitiques que l'on rencontre de Sainte-Branchies à Martigny. Il me » paraît probable, continue M. Grange, que les alluvions de ces rivières » étaient moins délétères que les alluvions du Valais, attendu que, dans » le Valais, tous les villages sont atteints, sur une étendue de plus de » 20 lieues au-dessus de Martigny, tandis que dans les vallées, d'où sont » venus les déblais qui ont exhaussé le sol de Martigny, il n'y a que » deux villages tout au plus qui le soient. *Les terres transportées » n'étaient probablement pas des terres à goître.* » (Pages 42 et 43.)

M. Vingtrinier croit encore trouver une justification de l'hypothèse dans les résultats de diminution du goître ou du crétinisme, qui ont été observés sous l'influence de la modification du sol par les défrichements, les percements de route, les endiguements de rivière, etc. (Page 45.)

D'accord avec M. Grange sur l'existence des terres à goître, M. Vingtrinier conçoit, autrement que lui, la nature de l'influence que ces terres exercent pour produire le goître.

Pour M. Grange, les terres à goître sont celles qui, imprégnées de magnésie, communiquent aux eaux, qui en sortent ou qui les traversent, en leur cédant des sels magnésiens, des propriétés morbifiques.

Pour M. Vingtrinier, les terres à goître sont celles qui produisent cette affection par suite d'un travail de fermentation ou putréfaction spécifique, donnant naissance à un miasme qui se répand dans l'air et agit par la respiration.

Les observations et les recherches chimiques de M. Girardin et microscopiques de M. Pouchet ne lui ont rien révélé de particulier sur la nature des terres à goître du département de la Seine-Inférieure.

Les théories étiologiques du goître et du crétinisme, principalement ou exclusivement fondées sur l'influence de la nature géologique du sol, tout en provoquant immédiatement les objections et les négations, ont eu au moins cet avantage de faire accorder généralement à la question l'importance qu'elle mérite, et de motiver des études spéciales susceptibles d'être fécondées au profit d'une conception plus large et plus vraie de l'étiologie du goître et du crétinisme.

Maffei a conclu de ses observations dans les Alpes Noriques que la nature géologique du sol ne paraît exercer aucune influence sur la production du crétinisme.

Il se fonde, pour nier cette influence, sur ce qu'il a trouvé des crétins en plus ou moins grand nombre dans les vallées qui descendent du sommet des Alpes, où dominent les terrains de granits, de gneiss, de micaschistes, de schistes divers, et qu'il les a trouvés aussi très-répandus sur les formations de calcaires secondaires, et dans les régions constituées par le grès et la Grauwacke. (Page 148.)

Les résultats de l'enquête faite dans le Wurtemberg ont conduit Roesch à constater que, dans la portion wurtembergeoise de la forêt Noire, où se rencontrent, vers l'ouest, le granit et, vers l'est, le grès bigarré, le goître et le crétinisme sont rares sur le granit et au contraire fréquents sur le grès bigarré (*grands baillages de Sulz, Oberndorf, Freudenstatt, Neunburg, Nagold et Calw*); que là, où le grès bigarré s'associe au *muschelkalk*, le goître et le crétinisme sont encore peu fréquents (*de Rottweil à Mergentheim*); que dans la région, où le keuper s'associe au muschelkalk, le crétinisme atteint les proportions les plus considérables et le goître est généralement développé ; de Schwenningen à Crailsheim (cercles du Neckar et de Jant); que sur les calcaires et schistes liasiques, et sur toute la formation jurassique unie à la molasse dans la Souabe supérieure, le goître et le crétinisme ne se montrent que rarement, si ce n'est dans une petite région voisine du lac de Constance.

De ces observations, on pourrait conclure à une influence immédiate de la nature du terrain sur le développement du goître et du crétinisme.

Mais cette conclusion serait infirmée par l'existence du crétinisme sur la molasse près du lac de Constance, par l'inégalité de son développement sur le grès bigarré et le muschelkalk et par l'absence complète de l'endémie dans plusieurs cantons et communes appartenant par leur sol à la formation du keuper, qui ailleurs se montre de toutes les formations géologiques la plus riche en goîtreux et crétins. (Pages 214, 215.)

Les observations et les vues théoriques de Mac-Clelland n'ont certainement pas été sans influence sur la direction donnée par M. Marchand à ses recherches sur les causes du goître et du crétinisme dans les Pyrénées françaises.

Le résultat de ses recherches offre absolument beaucoup d'intérêt et représente, au point de vue géologique, la première étude d'une importance scientifique réelle, à laquelle ait été soumise, en France, la question de l'influence géologique en général et l'opinion de Mac-Clelland en particulier.

« Si on jette un coup d'œil sur la carte géognosique des Pyrénées, si » on étudie la nature des terrains sur lesquels sont bâtis les villages » dont nous venons d'esquisser la topographie, on ne retire de cette » étude aucune donnée capable de faciliter la solution du problème

» qui nous occupe. Le terrain granitique est de tous les terrains primi-
» tifs celui que l'on rencontre en plus grande abondance dans les Pyré-
» nées. A lui seul il constitue les trois quarts de tout le terrain primi-
» tif ; il ne forme qu'une bande parallèle à la direction de la chaîne et
» que l'on pourrait comparer à une suite de monts ne se touchant que
» par leur base et n'étant souvent liés entre eux que par des roches
» d'une formation nouvelle. Le terrain granitique supporte immédiate-
» ment le schiste micacé, qui semble se trouver exclusivement sur le
» côté septentrional de la chaîne granitique. La bande formée par le
» schiste micacé est non-seulement peu épaisse en comparaison de
» celle du terrain granitique, mais encore elle est fréquemment inter-
» rompue sur des distances considérables. Le calcaire primitif se sub-
» divise dans les Pyrénées en trois formations, dont deux sont subor-
» données au terrain granitique, et dont la troisième seule est indépen-
» dante.

» Le terrain le plus étendu des Pyrénées est celui de transition. Les
» roches, qui le composent, sont dans l'ordre de leur plus grande fré-
» quence, le schiste argileux, le calcaire, la brèche calcaire, le quartz
» la grawacke commune et la grawacke schisteuse. Ces terrains de tran-
» sition forment deux larges bandes, qui s'appuient au nord et au sud
» sur les terrains primitifs, recouvrant indistinctement le granit, le
» schiste micacé, ou le calcaire primitif.

» Le terrain secondaire occupe, en général, moins d'espace sur le
» versant septentrional que les terrains de transition. Il offre trois for-
» mations, celle du grès rouge, du calcaire alpin et du calcaire du Jura.
» Ce terrain recouvre indistinctement le terrain primitif ou celui de
» transition. On ne retrouve les terrains primitifs que dans quelques
» portions très-bornées des vallées que nous avons parcourues, et nous
» avons remarqué qu'en général les points où on les rencontre ne pou-
» vaient nous offrir aucune espèce d'intérêt. Tout le reste des vallées
» se trouve presque exclusivement formé par des terrains de transition;

» ce n'est que dans celles du Bastan et du Larboust, dans une partie de » celles du Lavedan, du Louron et d'Aure, que les villages sont immé- » diatement bâtis sur des roches de schiste micacé.

» Au premier abord, on n'est pas tenté d'accorder à la nature du sol » une grande influence sur la constitution de l'homme qui l'habite, car » on trouve des vallées entières avec des conditions géologiques iden- » tiques, tandis que leurs populations présentent ces mêmes dissem- » blances physiques que nous avons toujours vues en rapport avec la » hauteur et la position géographiques des villages.

» Mais lorsqu'on fait une étude comparative de la constitution géo- » logique des pays où abondent les crétins et les goîtreux, on constate » assez d'analogies pour sentir la nécessité où l'on est de mettre une » grande réserve dans l'importance qu'il faut accorder à la nature des » terrains. » (Pages 51, 52, 53.)

En ce qui concerne la théorie de Mac-Clelland, M. Marchand regarde ses observations comme fort curieuses et fort intéressantes, mais il pense qu'avant de leur accorder l'importance que cet auteur leur assigne, il est nécessaire de se livrer à de nouvelles recherches moins exclusives surtout que ne lui ont paru celles de l'observateur anglais.

Et sur la question en général, il a formulé cette conclusion :

« Les matériaux que nous possédons sur la constitution géologique » du sol ne sont pas assez précis pour qu'il nous soit permis de rien » conclure relativement à l'influence que peut exercer cette constitu- » tion sur l'homme ; nous le regrettons d'autant plus qu'indépendam- » ment de l'importance que certains observateurs ont assignée à la » constitution géognostique des vallées, nous avons entrevu quel- » ques analogies entre la constitution géognostique des pays ravagés » par le goître et le crétinisme. » (Page 81.)

Les auteurs du *Compendium de médecine*, pour qui la cause endémique essentielle de ces affections est demeurée indéterminée et inconnue, contestent l'influence de la nature du sol, en se fondant sur cette considération particulière, que, conformément aux observations de Saussure, Bramley et Evans, un ruisseau peut être l'unique séparation entre une localité infectée et une localité exempte de goître et de crétinisme, sans qu'il soit possible d'assigner aucune cause probable à ce fait; et sur cette considération générale : « Que le goître et le crétinisme existent dans toutes les parties du globe et dans les lieux les » plus différents les uns des autres, par leur position géographique, » leur climat, leur constitution géologique, les mœurs de leurs habitants, etc. »

La COMMISSION SARDE a accordé une importance légitime à la question de l'influence étiologique de la constitution géologique sur la production du crétinisme endémique ; les études auxquelles elle s'est livrée, l'ont conduite à nier cette influence, au moins comme élément étiologique principal ou exclusif.

« Tous ceux, dit le rapport de cette Commission, qui ont étudié le » crétinisme en diverses contrées, sont d'avis que la nature du sol a peu » d'influence dans la génération du crétinisme, et que cette maladie » s'observe dans toute espèce de terrains, lorsque dans les habitations, qui s'y trouvent, concourent les nombreuses conditions sous » l'influence desquelles le crétinisme se manifeste ailleurs.

» Il est vrai qu'en Savoie les crétins sont généralement moins nombreux sur les terrains calcaires jurassiques ; mais les vallées sont » aussi moins profondes, le terrain cultivé présente, en proportion des » habitants, une plus grande étendue et leur fournit abondamment » pour travailler et pour vivre, tandis que, dans les vallées de l'Arc, de » la Tarentaise et de l'Arve, la misère, le peu de terrain cultivé, le » manque de lumière, l'humidité de l'air, un genre de vie tout à fait » particuliers sont les principales causes de la dégénération de la race, » circonstances tout à fait indépendante de la nature du sol. Au reste,

» si la qualité du terrain avait une telle influence dans la génération du » crétinisme, comment pourrait-on expliquer par exemple que, dans » la vallée d'Aoste, celles de Cogne, de Gressoney, sont entièrement » exemptes de crétins, quoique le terrain de ces régions soit tout à fait » identique à celui des autres vallées infectées de crétinisme ?

» Et comment ceux qui soutiennent que les terrains schisteux » sont seuls aptes à produire le crétinisme, expliqueraient-ils la genèse » de cette maladie dans les vallées de la Stura, du Pô et de la Valpel- » line où les stratifications calcaires abondent davantage ?

» Et comment pourrait-on encore expliquer, en se servant des » observations faites à l'étranger, que par exemple, dans les Alpes » Noriques, on rencontre presque autant de cretins dans les vallées » principales de la chaîne centrale des Alpes, dont les montagnes sont » composées de granit, de gneiss, de schiste, de micaschiste, que dans » vallées de formation calcaire et secondaire et dans les régions dont » le fonds est de sable et de grès ?

» On doit donc regarder comme prouvé, quant à la nature du sol, » que les crétins ne se rencontrent pas sur un terrain plutôt que sur » un autre, que la différence des terrains n'est d'aucune importance » par rapport au plus ou moins grand nombre de personnes infectées ; » que la qualité peut avoir une influence seulement indirecte, lorsqu'elle » rendrait le sol d'un pays moins fertile et en augmenterait la » misère. » (Page 179.)

M. Niepce conclut comme la Commission sarde, en s'appuyant sur des faits et des considérations de même nature.

» ... Ceux qui ont attribué la cause du crétinisme à certaines forma- » tions géologiques, préférablement aux autres, ont commis une grande » erreur, qu'il faut attribuer à ce qu'ils n'avaient étudié le crétinisme » que dans une contrée : ainsi Mgr Billiet, archevêque de Chambéry, » dans un petit mémoire publié en 1847, assure que le crétinisme est

» seulement endémique dans les vallées creusées dans les terrains
» schisteux, etc.

» ... D'autres, au contraire, qui n'ont étudié le crétinisme que dans
» des contrées dont le sol est exclusivement formé de roches calcaires
» et où les eaux qui servent de boisson aux populations sont saturées de
» sulfates et de carbonates de chaux, affirment que l'on ne trouve de
» crétins que dans les formations jurassiques.

» Ces erreurs tiennent évidemment à ce que ces observateurs n'ont
» pas étudié ces infirmités dans plusieurs contrées, car ils auraient vu
» que le crétinisme est également répandu sur toutes les espèces de
» terrains, et que, quelle que soit la nature du sol, lorsque certaines
» causes existent et se trouvent réunies et que par conséquent elles
» excercent une action suffisamment énergique pour produire la
» dégénérescence de l'espèce, il y avait des goîtreux et des crétins.

» On rencontre, à la vérité, beaucoup de crétins dans les vallées de
» la Savoie, creusées dans les terrains schisteux appartenant aux
» formations du lias et des schistes talqueux. Mais, en Suisse, dans
» certaines parties des départements de l'Isère, des Hautes-Alpes et
» dans toutes celles du département des Basses-Alpes qui sont in-
» fectées, on trouve un grand nombre de goîtreux et de crétins répandus
» dans les vallées des terrains de calcaires compactes jurassiques, néo-
» comiens ou crayeux. Dans les vallées, qui dépendent des soulève-
» ments principaux où l'on ne trouve que des terrains primaires, on
» voit également des villages infectés de crétinisme : ainsi les vallées
» qui viennent du mont Rose, du mont Cervin, celle de Vaulnaveys
» près Grenoble, situées dans les terrains granitiques, sont infectées
» de goîtreux et de crétins, bien que le sol soit exclusivement formé
» de roches cristallines. Dans les Alpes Noriques, on rencontre presque
» autant de crétins dans les vallées dont les montagnes sont composées
» de granit, que dans les vallées de la Suisse, du Grésivaudan, de la
» Durance, du Drac, du Verdon, de l'Ubaye, de la Blionne, etc.,

» dont tous les terrains appartiennent aux formations calcaires, et que
» dans celles de la Tarentaise, de la Maurienne, d'Allevard, qui sont
» creusées dans les différents schistes qui constituent le sol de leurs
» montagnes.

» Des faits nombreux prouvent que la nature géologique du sol n'est
» pas une cause principale du goître et du crétinisme; ainsi, dans la
» vallée d'Aoste, les vallées de Gressoney, de Cogne, de Cormajor,
» sont entièrement exemptes de crétinisme, bien que leurs terrains
» soient identiques avec ceux des autres vallées qui en sont infectées au
» plus haut degré.

» Dans la vallée de l'Isère, sur la rive droite, la plupart des villages,
» placés sur la route de Chambéry, ne renferment ni goîtreux, ni crétins;
» cependant deux ou trois communes, bien que situées comme toutes
» les autres sur le terrain jurassique, comptent parmi leur population
» des goîtreux et même des crétins.

» Dans les plaines des environs de Turin, où l'on trouve des crétins,
» les terrains tertiaires, qui constituent le sol, supportent des villages
» qui sont remplis de goîtreux et de crétins, et d'autres qui en sont
» exempts.

» Il en est de même pour les environs de Voreppe, près de
» Grenoble. »

Le Dr Meyer-Ahrens, en rappelant qu'on a attribué quelquefois une grande valeur à la connaissance de la nature géologique du sol et aux conséquences qu'elle entraîne dans la constitution des lieux, comme à l'une des causes essentielles du crétinisme endémique, reconnaît qu'une carte géologique sommaire de la Suisse serait propre à éclairer la question. Mais il pense que, pour marcher sûrement dans cette voie, on ne pourrait se contenter de la simple inspection d'une carte, et que des études spéciales seraient indispensables. C'est parce qu'il n'avait pas suffisamment acquis ces connaissances spéciales, qu'il s'est décidé à supprimer, dans son travail sur la distribution géographique des crétins en Suisse, l'indication des caractères géologiques des localités.

La comparaison de la carte géologique lui a donné la conviction que les connaissances les plus spéciales, relativement à l'influence de la condition géologique du sol sur le développement du crétinisme, ne pourraient conduire à aucun résultat positif.

C. *Insuffisance des données scientifiques.*

Les données scientifiques, sur lesquelles il est possible de s'appuyer pour apprécier la part qui doit être faite à la nature géologique du sol, dans l'étiologie du goître et du crétinisme, sont encore loin d'offrir toute l'étendue et toute la précision désirables.

Pour un grand nombre de contrées et pour la France notamment, la distribution géographique du goître et du crétinisme n'est encore qu'à l'état d'ébauche. Et, malgré l'état de perfection beaucoup plus avancé où se trouvent nos connaissances sur la constitution géologique des diverses contrées de la France et de l'Europe, ces connaissances ont fréquemment un caractère trop général pour qu'il soit possible d'en faire, avec une entière certitude, application à la détermination rigoureuse de la nature minéralogique du sol dans chacune des localités où l'on a intérêt de vérifier les rapports qui peuvent exister entre les conditions géologiques et l'existence ou l'absence des endémies.

Très-fréquemment, l'un ou l'autre des deux termes du rapport n'est pas suffisamment connu; et, quand des données suffisantes sur les deux termes semblent avoir été obtenues, encore serait-il le plus souvent nécessaire de les soumettre à l'épreuve d'une vérification scientifique. Malgré ces insuffisances très-réelles de l'état de la science, qui ont pour conséquence de ne pas permettre de se prononcer absolument sur toutes les questions de détail, les faits acquis ont une assez grande importance et une assez grande valeur pour qu'il soit dès à présent possible de reconnaître, au point de vue le plus général, le défaut de fondement des hypothèses qui ont attribué à la constitution géologique du sol, s'exprimant par la nature minéralogique des terrains dont il est formé, une influence principale ou même exclusive sur le développement du goître ou du crétinisme à l'état endémique.

D. *Données fournies par l'enquête française.* (*Tabl.* IX et X.)

Les données recueillies par la statistique pour la France ne sont réellement applicables qu'au goître, le crétinisme ayant été généralement omis dans le recensement de l'enquête de 1851, et les recherches de MM. Boudin et Grange n'ayant porté que sur les exemptions pour cause de goître.

Malgré quelques différences partielles assez considérables, les résultats se confirment généralement les uns les autres, et on peut, sans risque de très-notable erreur, les considérer comme indiquant l'existence ou l'absence et même comme exprimant l'intensité relative du goître endémique dans les divers départements de l'Empire français.

D'après l'ensemble de ces documents, l'absence du goître à l'état endémique a été constatée dans 32 départements.

Dans 23 départements, l'intensité relative du goître endémique varie de 1 à 28 sur 1,000, d'après le recensement de 1851.

La proportion considérable des exemptions pour cause de goître, dans 9 départements, pour lesquels ce recensement n'a pas fourni de chiffres précis, conduit à les faire considérer comme atteints, à des degrés variables, de l'endémie, et à admettre l'existence du goître endémique dans 32 départements.

L'examen de la carte géologique de France permet de reconnaître tout d'abord que, parmi les 32 départements où l'absence du goître endémique a été admise, aussi bien que parmi les 32 départements où l'existence de l'endémie a été constatée, tous les terrains des diverses formations géologiques se trouvent représentés.

Si l'on cherche à apprécier les rapports du goître avec la nature du sol, en considérant les grandes régions géologiques de la France : plateau central, presqu'île de Bretagne, formation des Vosges, formation jurassique, formations crétacées inférieure et supérieure, alluvions anciennes des terrains tertiaires et alluvions postérieures aux dernières dislocations géologiques, voici les résultats auxquels on est conduit, d'après les données fournies par la carte géologique de France :

Des 17 départements développés entièrement, ou par notables parties, sur le plateau central de la France, constitué géologiquement par des terrains cristallisés et de transition, 4 (le Tarn, l'Indre, le Cher et la Haute-Vienne) appartiennent à la catégorie des 32 départements exempts de goître ; 8 (le Puy-de-Dôme, le Cantal, le Rhône, la Corrèze, l'Aveyron, la Haute-Loire, la Dordogne et l'Ardèche) sont compris parm les 32 départements où le goître est endémique ; et, le Puy-de-Dôme et le Cantal, qui, appartenant en entier au plateau central, offrent pour caractère exceptionnel la présence et la prédominance des terrains volcaniques, occupent le 1er et le 6e rang dans le classement des départements d'après l'intensité de l'endémie.

Les cinq autres départements sont plus ou moins entachés du goître endémique.

Sur les 13 départements qui concourent à former la région géologique désignée sous le nom de presqu'île de Bretagne, 9 (Finistère, Côtes-du-Nord, Morbihan, Ille-et-Vilaine, Manche, Mayenne, Calvados, Sarthe, Vendée) ne connaissent pas le goître endémique; aucun des 4 départements, où l'endémie a été constatée à un degré variable, n'appartient aux 32 départements où l'intensité du mal atteint la proportion de 1 sur 1,000

Les 6 départements qui appartiennent, en tout ou en partie, à la formation des Vosges et aux terrains triasiques, sont tous entachés de l'endémie du goître ; 4 (la Meurthe, les Vosges, le Haut et le Bas-Rhin) sont au nombre des 32 départements où la proportion atteint 1 sur 1,000 et la Meurthe occupe le 7e rang.

Des 30 départements où les terrains de la formation jurassique constituent la totalité ou une partie notable du sol, 16 contiennent au moins 1 goîtreux sur 1,000 habitants et occupent, dans le classement, un rang pour quelques-uns très-élevé :

Hautes-Alpes	2e rang.	Haute-Garonne	15e rang.
Isère.	3e —	Doubs	23e —
Hautes-Pyrénées. . . .	4e —	Lot.	25e —
Basses-Alpes	5e —	Ain	26e —
Meurthe	7e —	Dordogne.	27e —
Jura	10e —	Ardèche	28e —
Haute-Marne	13e —	Haute-Saône.	30e —
Vosges	14e —	Basses-Pyrénées. . . .	32e —

8 sont atteints de l'endémie à des degrés variables et non précisés : (Drôme, Aveyron, Moselle, Côte-d'Or, Orne, Vienne, Deux-Sèvres, Charente);

6 sont exempts de l'endémie (Ardennes, Calvados, Sarthe, Cher, Vendée et Charente-Inférieure).

Le terrain crétacé inférieur ou néocomien entre, pour des parties plus ou moins notables, dans la composition géologique de 27 départements.

Parmi ces départements, 10 appartiennent à la catégorie des circonscriptions où l'endémie du goître atteint et dépasse 1 sur 1,000 (Basses-Pyrénées, Hautes-Pyrénées, Ariége, Haute-Garonne, Isère, Hautes-Alpes, Drôme, Gard, Dordogne, Haute-Loire) ; 8 ne sont pas exempts de l'endémie (Vaucluse, Var, Charente, Vienne, Orne, Aisne, Marne, Seine-Inférieure); 9 sont exempts du goître endémique (Aude, Bouches-du-Rhône, Cher, Yonne, Charente-Inférieure, Indre-et-Loire, Sarthe, Calvados, Eure).

Le terrain crétacé supérieur ne se rencontre, en France, que dans 15 départements.

Dans cinq départements, où il n'occupe d'ailleurs que des régions restreintes (Hautes-Alpes, Basses-Alpes, Ariége, Basses-Pyrénées, Aisne), le goître endémique atteint des proportions plus élevées que 1 sur 1,000;

Dans cinq départements (Seine-Inférieure, Pas-de-Calais, Oise, Marne, Aube), le goître existe dans des proportions plus faibles;

Dans cinq départements, il y a absence de goître endémique (Eure, Somme, Nord, Yonne, Aude).

Les terrains tertiaires occupent principalement les plaines qui forment le fond du grand bassin dont Paris, au nord, occupe le centre, et du bassin que traverse, au midi, la Garonne, depuis le pied des Pyrénées jusqu'à la mer.

De ces terrains, l'inférieur et le moyen constituent, pour la totalité ou pour de notables parties, le sol de 25 départements. Dans 3 départements (Isère, Haute-Garonne et Vaucluse), le goître endémique atteint ou dépasse la proportion 1 sur 1,000; dans 7, il existe pour une proportion plus faible (Vienne, Allier, Seine-et-Oise, Oise, Marne, Seine-Inférieure, Pas de-Calais). Dans 15 départements, le goître n'existe pas à l'état d'endémie (Lot-et-Garonne, Tarn, Gironde, Gers, Vendée, Indre-et-Loire, Loir-et-Cher, Indre, Loiret, Seine-et-Marne, Seine, Somme, Eure, Eure-et-Loir, Nord).

Le terrain tertiaire supérieur, ou d'alluvions anciennes, entre dans la constitution géologique de 13 départements, sur lesquels quatre sont complétement exempts de goître endémique (Landes, Gironde, Somme et Eure); 4 contiennent plus d'un goîtreux sur 1,000 habitants (Isère, Pyrénées-Orientales, Ain, Haute-Saône); 5 en contiennent une proportion plus faible (Saône et-Loire, Côte-d'Or, Allier, Pas-de-Calais, Seine-Inférieure).

Enfin les terrains d'alluvions postérieures aux dernières dislocations géologiques, généralement développées en bandes plus ou moins larges le long des grands cours d'eau, prennent une part notable à la constitution géologique du sol, dans 22 départements.

Parmi ces départements, 7 (Isère, Basses-Alpes, Haut-Rhin, Bas-Rhin, Dordogue, Haute-Garonne et Basses-Pyrénées) comptent, sous la forme endémique, plus d'un goîtreux sur 1,000 habitants; 6 en comptent un plus petit nombre (Hérault, Drôme, Allier, Deux-Sèvres, Maine-et-Loire, Pas-de-Calais); 9 sont complétement exempts de l'endémie (Landes, Gironde, Lot-et-Garonne, Tarn-et-Garonne, Bouches-du-Rhône, Loiret, Vendée, Indre-et-Loire, Somme).

Cet aperçu général, qui tend à présenter le développement du goître endémique dans les divers départements de la France, comme indépendant de leur constitution géologique, ne peut pas être considéré comme suffisamment décisif pour la solution de la question. Car, d'une part, la proportion indiquée pour l'intensité du goître par département n'exprime que fort inexactement l'intensité réelle de l'endémie dans les circonscriptions plus étroites où elle se cantonne habituellement; et, d'autre part, la constitution géologique de chaque département es rarement homogène et comprend très-fréquemment l'association de terrains multiples, très-différents par leur nature minéralogique e fort inégalement distribués en diverses régions.

Pour saisir de plus près les véritables données de la question et pour arriver aux preuves décisives, il faut chercher à vérifier le rapport dans des régions plus circonscrites, plus rigoureusement définies, à la fois pour leur nature géologique et pour le développement de l'endémie, et pousser la comparaison des deux termes du rapport jusqu'à la dernière limite de la précision, c'est-à-dire jusqu'à leur appréciation dans les communes et les hameaux.

Une vérification de cette nature n'est pas possible, même pour le goître, dans la France entière, au moyen des données fournies par l'enquête de 1851. Mais il est possible de la réaliser, dans une certaine mesure, pour un certain nombre de contrées sur lesquelles ont été recueillies les données les plus essentielles d'une appréciation positive.

Ces contrées sont principalement celles auxquelles se rapportent les recherches de la Commission sarde et de M. Niepce. En y joignant les trois départements qui ont été spécialement étudiés par MM. Tourdes, Morel et Vingtrinier, on obtient un champ d'études dont l'étendue considérable, comportant une grande variété dans la nature géologique des terrains, semble devoir rendre possible une élucidation de la question au moins dans ce qu'elle a de plus général.

E. *Conclusion négative de la Commission sarde.* (*Tabl.* XI et XII.)

La conclusion négative de l'influence étiologique de la constitution géologique du sol sur le développement du crétinisme, formulée par la Commission sarde, s'est appuyée principalement sur l'ensemble des résultats auquel elle a été conduite par la comparaison des faits de développement du crétinisme, dans leurs rapports avec la nature des terrains, entre les diverses circonscriptions territoriales, désignées sous le nom de mandements, et correspondant, à peu de chose près, à nos cantons français.

L'examen des résultats obtenus par la Commission sous ce point de vue, permet en effet de reconnaître immédiatement que, pour des circonscriptions plus petites (mandements des États-Sardes), en ce qui se rapporte au crétinisme, et aussi au goître accessoirement compris dans l'étude sarde, comme pour les circonscriptions plus grandes (départements de la France), en ce qui se rapporte exclusivement au goître, le développement de l'affection endémique se manifeste à des degrés variables sur les terrains les plus différents par leur nature.

Ainsi, le crétinisme et aussi le goître ont été constatés dans les États

Sardes : 1° sur les terrains primitifs et de transition, dans les mandements d'Aiguebelle et de Beaufort (Savoie), de Perosa (Pignerol), de Donnaz (Aoste) ; 2° sur les terrains métamorphiques, dans plusieurs mandements des provinces de Savoie, d'Aoste, d'Ivrée, de Pignerol ; 3° sur les terrains jurassiques, dans les mandements de Lachambre, de Moutiers, d'Ugines (Savoie) ; 4° sur le terrain crétacé inférieur (néocomien), dans les mandements de Samoens, Cluses, La Roche (Savoie) ; 5° sur les terrains tertiaires, dans les mandements d'Yenne, Saint-Genix, Pont-Beauvoisin (Savoie) ; 6° sur les terrains d'alluvion, dans les mandements de la Rochette, de Lanslebourg, de Reignier (Savoie), et dans plusieurs mandements des provinces d'Aoste, de Saluces, de Pignerol, de Coni, d'Ivrée.

L'appréciation de l'intensité de l'endémie, considérée absolument et relativement dans les divers mandements, semble attester que cette intensité n'est pas subordonnée à la nature des terrains.

Ainsi, parmi les mandements où la proportion des crétins dépasse 10 sur 1,000 habitants, se trouvent : au 1er rang, pour la proportion de 89,6 sur 1,000, le mandement de Gignod, sur des terrains d'alluvions formées de sable, cailloux, d'argile et de calcaire, où se rencontrent des calcaires gypseux et qu'entourent des montagnes de calcaire et de schistes métamorphiques ; au 2e rang, pour la proportion de 47,4, le mandement de Verrès, sur un terrain siliceux et calcaire et des alluvions récentes ; au 3e rang, pour la proportion de 42,9 sur 1,000, le mandement d'Aiguebelle, sur des roches cristallines primitives et des alluvions argileuses et schisteuses ; au 4e rang, pour la proportion de 33,5 le mandement de La Chambre, sur un terrain de roches primitives couvertes de calcaire jurassique ; enfin au 5e rang, pour une proportion de 30,1, le mandement de Villafaletto, sur un terrain d'alluvion, dans un pays de plaine et d'étangs.

On retrouve des terrains analogues, pour leur nature, dans les mandements où l'intensité du crétinisme est exprimée par moins de 1 sur

1,000, par exemple : des terrains de granits et calcaires recouverts de schistes métamorphiques, dans le mandement de Cuorgne, province d'Ivrée ; des alluvions entourées de schistes et de calcaires métamorphiques, dans le mandement de Caraglio, province de Coni ; un sol d'alluvion, avec étangs et plaines, dans le mandement de Cavaller-Maggiore, province de Saluces ; un terrain composé de détritus de schistes d'argile et de calcaire, dans le mandement d'Annemasse (Savoie).

Si. pour obtenir des faits encore plus concluants, on réduit l'étendue des circonscriptions géologiques jusqu'à celle du territoire des communes, voici ce qui résulte de la comparaison des données fournies par la carte géologique de France, avec les faits constatés dans l'enquête sarde.

Pour les communes, comme pour les mandements, comme pour les départements, le crétinisme et aussi le goître se manifestent à l'état endémique sur les terrains géologiques les plus différents par leur nature, sans qu'il soit possible de saisir une relation étroite et constante entre le degré d'intensité du développement endémique et la nature géologique du sol.

Et de plus, le fait de l'absence de l'existence du crétinisme dans des communes développées sur des terrains géologiquement identiques conduit à conclure que l'immunité dans les communes non atteintes, ne peut être attribuée à la nature géologique du sol.

Si l'on considère d'abord les communes où le crétinisme atteint le plus haut degré de développement, on trouve :

1° Sur les terrains cristallisés :

En Savoie : Saint-Alban-des-Hurtières (prop. 114,9), La Chapelle (p. 87,8), Tours (p. 78,5), Notre-Dame-des-Millières (p. 71,8) ;

Dans les Etats-Sardes : Issogne (p. 187,7), Valpelline (p. 79,5), Challant (p. 73,2), Meano (p. 67,3) ;

2° Sur le terrain jurassique métamorphique :

En Savoie : Avrieux (p. 105,2), La Saulce (p. 80), Bozel (p. 74), Bellecombe (p. 66,6) ;

Dans les États-Sardes: Gignod (p. 268,2), Allein (p. 85,7), Saint-Denis (p. 75,3), Ollomont (p. 74,9), Roisan (65);

3° Sur le terrain jurassique;

En Savoie: Saint-Pancrace (p. 72,5), Chamousset (p. 70), Sainte-Marie-de-Cuines (p. 65,6);

4° Sur les terrains d'alluvion:

En Savoie: Domancy (p. 78,9), Layssaud (p. 67,3);

Dans les États-Sardes: Vottignasco (p. 67,8).

Si l'on considère aussi, dans les mêmes contrées, les communes où le crétinisme n'offre qu'un faible développement et celles où il manque tout à fait, on arrive à reconnaître que, sur les divers terrains qui semblent les plus favorables au développement du crétinisme, l'endémie peut être faible ou manque absolument.

C'est ainsi que se trouvent, avec peu de crétins ou sans crétins, au voisinage des localités les plus gravement affectées:

Sur les terrains cristallisés, Lillianes (Aoste), avec 1,6; Césarches, Queige, Cohennoz (Albertville), sans crétins;

Sur le terrain jurassique métamorphique, Champagny (Bozel), avec 1,0; Aussois, Herseillon, Saint-André, sans crétins (Modane);

Sur le terrain jurassique, Saint-Colomban-des-Villards (La Chambre) avec 1,0; sans crétins, Cordon (Sallanches), Montgilbert, Montendry, Champ-Laurent, entre Aiguebelle et Chamoux;

Sur les terrains d'alluvion, Saluces, avec 4; sans crétins, Saint-Roch près de Sallanches.

F. *Recherches de MM. Niepce, Tourdes, Morel et Vingtrinier.*

Les résultats des recherches de MM. Niepce, Tourdes, Morel et Vingtrinier confirment, pour d'autres contrées, les faits constatés par l'enquête sarde dans les provinces de Savoie, d'Aoste, d'Ivrée, de Saluces, de Coni, etc.

Dans les départements de l'Isère, des Hautes-Alpes et des Basses-Alpes, les arrondissements, les cantons, les communes, offrent le crétinisme et le goître sur les terrains les plus divers, et, de plus, les deux affections endémiques se montrent fortes ou faibles, ou manquent sur des terrains de même nature.

On trouve sur les terrains primitifs cristallisés :

Dans l'Isère (*Tabl.* XIII): Vaulnaveys-le-Bas, avec 74 crétins et 409 goîtreux sur 1,000 habitants, et Séchilienne, qui n'a que 4 crétins et 97 goîtreux sur 1,000 ;

Dans les Hautes-Alpes, Champoléon, avec 39,7 crétins et 63,8 goîtreux et Saint-Firmin, avec 3,1 crétins et 70,8 goîtreux.

Sur le terrain jurassique métamorphique:

Dans les Hautes-Alpes : Saint-Chaffrey avec 62,3 crétins, et 162,6 goîtreux, Vars, avec 1 crétin et 74,5 goîtreux. Ceillac et Abriès, où il n'y a ni crétins ni goîtreux.

Sur le terrain jurassique :

Dans l'Isère, Valbonnais, avec 34 crétins et 30 8goîtreux sur 1,000, Saint-Maurice, avec 15 crétins et 55,6 goîtreux, et La Mure, où il n'y a pas de crétins et où les goîtreux ne s'élèvent qu'à 16,8 ;

Dans les Hautes-Alpes, Puy-Saint-André, avec 260,8 crétins et 233 goîtreux, Rambaud, La Rochette, Puy-Saint-Eusèbe, Saint-Appolinaire, etc., où il n'y a ni crétins ni goîtreux ;

Dans les Basses-Alpes, Turriers, avec 21,2 crétins, Entrages, où il n'y a pas de crétins, et les Dourbes, où il n'y a ni crétins ni goîtreux.

Sur le terrain crétacé inférieur (néocomien), dans l'Isère, Sassenage avec 48 crétins et 502 goîtreux sur 1,000, Villard-de-Lans, avec 2,4 crétins et 7,8 goîtreux, et Autrans, où il n'y a ni crétins ni goîtreux ;

Dans les Hautes-Alpes, Saint-Étienne en Dévoluy, avec 18,3 crétins et 48,3 goîtreux, La Cluse, avec 2,6 crétins et 58,7 goîtreux ;

Dans les Basses-Alpes, Cruis, avec 12,1 crétins et 86,8 goîtreux, Banon, La Palud, Mallefougasse, etc., où il n'y a ni crétins ni goîtreux.

Sur le terrain crétacé supérieur :

Dans les Hautes-Alpes, Vallouise, avec 111,9 crétins et 374,4 goîtreux, Orcières, avec 8,2 crétins et 34,9 goîtreux ;

Dans les Basses-Alpes, Sausses, avec 66,8 crétins et 654 goîtreux, Allos, avec 13,8 crétins et 109 goîtreux et Le Lauzet, où il n'y a ni crétins ni goîtreux.

Sur le terrain tertiaire moyen :

Dans les Hautes-Alpes, Saint-Didier, avec 19,1 crétins et 182,6 goîtreux, Agnière, avec 4,6 crétins et 89,4 goîtreux ;

Dans les Basses-Alpes, Mirabeau, avec 38,8 crétins et 211,6 goîtreux, Vachères, Pierrerue, Sainte-Croix, où il n'y a ni crétins ni goîtreux.

Sur le terrain tertiaire supérieur (alluvions anciennes) :

Dans l'Isère et les Basses-Alpes, peu ou point de crétins, des goîtreux en proportion notable dans un grand nombre de communes.

Sur les alluvions modernes :

Dans l'Isère, Goncelin avec 28 crétins et 187 goîtreux, Saint-Marcellin, où les crétins manquent et où le goître atteint 16,9.

Des faits analogues ont été constatés par M. Tourdes, dans son excellente étude sur le département du Bas-Rhin (1).

Dans l'arrondissement de Wissembourg, qui offre la réunion des terrains triasiques (muschelkalk et grès des Vosges), le terrain tertiaire moyen et les terrains d'alluvions, diluvium et alluvions plus récentes, « le crétinisme est presque entièrement inconnu et le goître n'existe » qu'exceptionnellement et dans des proportions trop peu considé» rables pour pouvoir être considéré comme endémique. » (Page 13.)

L'arrondissement de Saverne, dont le sol est constitué par les terrains triasiques (grès bigarré, grès des Vosges) et par le terain juras-

(1) *Statistique du goître et du crétinisme dans le département du Bas-Rhin* (*Gazette médicale de Strasbourg*, 1852).

sique, n'offre le goître et le crétinisme à l'état endémique que dans 4 communes situées sur des terrains de trias.

Dans l'arrondissement de Schlestadt, qui comprend les terrains cristallisés, de transition, de trias (grès des Vosges), de diluvium et d'alluvions récentes, 4 cantons, celui de Villé, sur les terrains de transition, et ceux d'Erstein, de Benfeld et de Markolsheim, sur les terrains d'alluvion, sont atteints de goître et de crétinisme et contiennent, dans 17 communes, pour une population de 16,750 habitants, 26 crétins, 1,5 sur 1,000 et 655 goîtreux, 38,4 sur 1,000. 4 cantons, Roshein et Barr, sur les terrains de transition, de trias et d'alluvion, Schlestadt et Obernai, sur les terrains de diluvium et d'alluvion, sont excempts de goître et de crétinisme.

Dans l'arrondissement de Strasbourg, 3 cantons, Geispolheim, Brumath et Bischwiller, offrent, sur les terrains de diluvium et d'alluvion, dans 14 communes, sur une population de 19,813 h., 73 crétins, 3,6 sur 1,000, et 100 goîtreux, 5 sur 1,000, tandis que le canton de Wasselonne, sur le trias et le grès bigarré, de Truchtershein, sur le grès bigarré et le diluvium, de Molsheim et Haguenau, sur les terrains de diluvium et d'alluvion, sont exempts du goître et du crétinisme endémiques (page 7).

Les études de M. Morel sur le département de la Meurthe ont fait ressortir, en ce qui concerne la question de l'influence de la nature géologique du sol, trois faits principaux, savoir : que le crétinisme et le goître n'existent pas à l'état endémique sur le terrain jurassique (lias), commencent à se développer là où commencent les terrains triasiques (grès bigarré, muschelkalk, et marnes irisées), où ils acquièrent leur plus grand développement à Rosières sur les alluvions au voisinage du grès bigarré et des marnes irisées, et que les deux endémies se manifestent en outre avec une grande intensité sur les terrains cristallisés, granite, gneiss, eurite, etc., qui forment le sol de Ste-Marie-aux-Mines.

D'après l'étude, faite par M. VINGTRINIER (1) dans le département de la Seine-Inférieure, aucune région de ce département n'offre le crétinisme à l'état endémique, et le goître endémique ne s'y rencontre que sur une région très-circonscrite, appartenant à l'arrondissement de Rouen et développée sur les deux rives de la Seine, depuis Pont-de-l'Arche jusqu'à Duclair.

La nature géologique du sol dans la Seine-Inférieure est à peu près la même dans toutes ses régions; le sol est formé principalement des terrains tertiaires moyen et supérieur, et des terrains d'alluvions modernes, terrains qui traversent et circonscrivent de nombreuses bandes de terrain crétacé supérieur, et, vers l'embouchure de la Seine, une bande de terrain crétacé inférieur.

Les 23 communes, qui contiennent des goîtreux pour une proportion qui varie de 1,0 à 41,3 sur 1.000, sont situées sur les terrains d'alluvion et tertiaire moyen, au contact du terrain crétacé supérieur.

G. *Examen des doctrines qui reposent spécialement sur la condition géologique du sol.*

De l'ensemble de tous ces faits il résulte bien évidemment que le développement des endémies du crétinisme et du goître ne peut être considéré comme étroitement et absolument lié à une condition géologique du sol spécialement déterminée, et que, dès lors, les doctrines, qui ont rattaché principalement et même exclusivement la production du crétinisme et du goître à la nature géologique du sol, ne peuvent être admises comme fondées dans ce qu'elles ont de général et d'absolu. Mais chacune de ces doctrines s'étant appuyée sur des considérations et des preuves spécialement appropriées à l'idée dominante d'après laquelle elles ont été conçues, il n'est pas sans utilité d'appré-

(1) *Du goître endémique dans la Seine-Inférieure*, Rouen, 1854; et *Communication sur le goître endémique des rives de la Seine*. Caen, 1862.

cier directement, pour chacune d'elles, la valeur des faits qui en constituent les bases principales.

La doctrine de Mgr Billiet, très-nette, très-positive, en ce qui touche l'action principale à attribuer à la nature géologique du sol dans la genèse du goître et du crétinisme, laisse indéterminée la question du principe ou des principes par lesquels la condition géologique produit ses effets, et ne s'appuie en définitive que sur le rapport en fait qu'il admet, d'après ses observations, entre l'existence ou l'absence du goître et du crétinisme et un certain nombre de terrains géologiquement déterminés.

Mais s'il est vrai qu'en Savoie la plus grande intensité dans le développement du goître et du crétinisme se montre en effet liée à la nature géologique du sol, de manière à ce qu'il soit permis d'admettre que les alluvions du Rhône, le grès tertiaire, les schistes argilo-calcaire et surtout les terrains métamorphiques argileux, talqueux et gypseux constituent les terrains les plus favorables au développement de ces affections endémiques, il n'y a pas lieu d'en conclure que la cause principale et même exclusive des endémies doit être considérée comme inhérente à la nature même de ces terrains.

En effet, même en Savoie, sur ces mêmes terrains le goître et le crétinisme peuvent manquer.

Et, d'autre part, les terrains d'une autre nature, à savoir les terrains calcaires compactes, jurassiques, néocomien et crétacé dans tous ses étages, présentés comme entraînant l'immunité pour les localités dont ils forment l'assiette, comportent, même en Savoie, le développement endémique du goître et du crétinisme.

Il est facile de vérifier immédiatement, par l'inspection d'une carte géologique de la Savoie, l'exactitude de ces deux affirmations, qui, pour d'autres contrées, ont été surabondamment prouvées.

Dès lors les deux bases fondamentales de la doctrine, la présence constante et l'absence constante du crétinisme et du goître sur des terrains déterminés, venant à manquer, la doctrine elle-même ne peut plus se soutenir.

La théorie de MAC-CLELLAND ne diffère de celle de M. Grange, qu'en ce qu'elle est plus ancienne, moins expressément formulée et appuyée sur des preuves moins concluantes dans une sphère d'observation beaucoup plus restreinte. Toutes les deux aboutissent à indiquer comme cause principale spécifique du développement du goître et du crétinisme, la nature géologique du sol, comme dans l'opinion de Mgr Billiet, mais en précisant la condition minéralogique de l'action morbifère, attribuée à la présence de la magnésie dans le sol.

La théorie de M. GRANGE a eu cet avantage qu'elle a pu s'appuyer sur les faits signalés par Mgr Billiet, et s'appliquer, sans contradiction immédiate, à une étendue plus considérable de régions et à une diversité plus grande de terrains. De plus, elle a invoqué comme preuve l'analyse des eaux qui, suivant cette théorie, démontre la présence de la magnésie en proportion notable dans les localités infectées, et son absence dans les localités exemptes.

Pour combattre victorieusement la théorie de M. Grange, à défaut des preuves nombreuses déjà citées dans ce rapport, soit à propos de la nature des eaux potables, soit à propos de la constitution géologique du sol, il suffirait de reproduire ces arguments décisifs, empruntés à M. Chatin.

Après avoir rappelé les opinions du savant prélat de Savoie et des docteurs Garbiglietti et Ferraris, M. Chatin s'exprime ainsi :

« Lorsqu'on dit schistes et surtout schistes du lias, comme c'est le cas » dans les Alpes, quand on dit roches talqueuses, marnes irisées, mus- » chelkalk, grès bigarré, qu'il s'agisse des Alpes, du Jura ou de la » nouvelle Grenade, c'est comme si l'on disait : *terrains magné-* » *siens*.

» M. le Dr Grange l'a bien saisi : de là l'opinion qu'il a développée, à » savoir, que les terrains magnésiens sont le siége unique et par suite » la cause du goître. Mais pour admettre comme absolue une circon- » stance qui n'est que générale, très-générale même, on doit le recon- » naître, il fallait..... ne pas tenir compte de ce qui est autour de soi, » lorsqu'on étudie la question ailleurs que dans les principales vallées » des Alpes. Il est en effet constant que le goître existe sur les terrains » volcaniques de Royat et de beaucoup de localités du Puy-de-Dôme, » de la Haute-Loire, de l'Ardèche et des bords du Rhin ; sur les granits » des Alpes-Noriques, de Vienne, de quelques contrées de la Nièvre » et de la haute Bourgogne ; sur les calcaires oolithiques, néocomiens » et crétacés de l'Isère, des Hautes-Alpes et surtout des Basses-Alpes ; » sur le calcaire grossier et le calcaire pisolithique, etc., des environs » de Soissons, Laon, Villers-Cotterets, sur la marne du gypse et le dilu- » vium alpin ; en un mot, sur tous les terrains, depuis les plus anciens » jusqu'aux plus modernes. »

En ce qui se rapporte à la preuve tirée de la nature des eaux potables, M. Chatin objecte ce qui suit :

« La magnésie n'est pas en proportion moindre dans les eaux de beau- » coup de localités, où le goître est inconnu, que dans celles de pays » où cette maladie est endémique ; et il n'est même pas rare de trouver » plus de magnésie dans les eaux des premières localités que dans les » secondes. Je citerai, comme exemple, Paris dont toutes les eaux, » celles même de la Seine, contiennent plus de sels magnésiens que » celles de Notre-Dame-des-Millières, de la Perrière et d'Aiguebelle, » contrées classiques du goître et du crétinisme. » (P. 24.)

M. Vingtrinier n'a, pour fonder sa croyance à l'existence, dans les pays infectés par le goître et le crétinisme, d'un miasme spécifique et inhérent au sol, existant naturellement sur place ou transporté à diverses époques, que les données fournies par les observations de Mgr Billiet et du docteur Grange. Il accepte ces données et leurs conséquences, et toutefois il s'éloigne un peu de Mgr Billiet en admettant que la cause est dans le sol, près de sa surface, et se sépare tout à fait du Dr Grange en substituant, comme agent de l'influence, à la magnésie, un miasme spécial, produit d'une fermentation végéto-animale.

Il admet, avec M. Grange, le fait de l'existence des terres à goître, et, avec M. Grange et Mgr Billiet, la réalité du transport de la cause du goître et du crétinisme avec le transport des terres à goître.

Il invoque comme preuve décisive les résultats d'une inondation qui, en 1818, a transformé le sol à Martigny, en recouvrant les terres à goître d'une couche de terres inoffensives, et a eu pour effet de mettre obstacle, depuis cette époque, à la reproduction du goître et du crétinisme dans une population devenue plus nombreuse.

C'est au Dr Grange que M. Vingtrinier doit les détails circonstanciés de ce fait que nous avons déjà relaté. (P. 78.)

Mais est-il bien certain que le crétinisme et le goître aient disparu à Martigny, et qu'ils y aient disparu précisément à la suite de l'inondation de 1818? Je n'ai pas trouvé dans Meyer-Ahrens la proportion des goîtreux et crétins pour Martigny. Cet auteur signale d'une manière générale le fait de la diminution de l'endémie dans le bas Valais ; il rapproche la constatation d'un grand nombre de crétins, faite par Guller à Martigny, de 1758 à 1764, de l'opinion exprimée sur leur proportion médiocre, constatée dans la même localité en 1783 par Razoumowsky ; et, parmi les diverses circonstances recueillies pour expliquer la diminution de l'endémie dans le bas Valais en général et dans ses diverses régions en particulier, le fait invoqué par MM. Grange et Vingtrinier pour Martigny n'est pas cité. Comment les conséquences de ce fait auraient-elles échappé à l'attention du docteur Claivaz, au moment même où il cherchait à se rendre compte des causes qui avaient amené en 1840 la disparition complète du crétinisme dans le village de Batia, remarqué dans le passé pour le nombre de ses crétins, et situé auprès de Martigny (1) ?

M. Vingtrinier a invoqué à l'appui de sa théorie le résultat des observations du docteur Claivaz dans ce village de Batia, qui n'a plus de crétins, quoique sa population ait triplée.

« Ce changement, suivant la citation de M. Vingtrinier, a coïncidé » très-exactement avec la disparition des terres incultes, couvertes de » bois, qui se prolongeaient jusqu'aux maisons de ce village. Le sol » défriché est couvert d'abondantes moissons. » Mais l'opinion du docteur Claivaz n'a pas été aussi exclusive et par suite aussi concluante en faveur de M. Vingtrinier, que pourrait le faire admettre cette citation.

Le docteur Meyer-Ahrens, en résumant les faits connus qui attestent la diminution du crétinisme dans le Valais, cite le fait de Batia et invoque l'opinion du docteur Claivaz, qui, suivant lui, aurait attribué la disparition du crétinisme dans cette commune, à un ensemble de changements, consistant en ce que le village, dans le passé mal bâti et boisé jusqu'au contact des maisons, a été plus largement construit ; que de belles et vastes cultures de moissons y ont été réalisées, et qu'on y a substitué des maisons bien aérées à des huttes, que la lumière ne pouvait atteindre et où l'air ne pouvait pénétrer par des fenêtres constamment fermées. (P. 441.)

Mais à supposer que l'inondation de 1818 eût réellement exercé l'influence qui lui a été attribuée par MM. Grange et Vingtrinier, le fait en

(1) Lorsque je visitai la vallée du Rhône en 1867, je recueillis sur la fréquence du goître et du crétinisme dans le Valais des renseignements que j'ai reproduits comme il suit dans mon travail intitulé : *De l'Aliénation mentale et du Crétinisme en Suisse*. (Paris, 1868) :

« Le crétinisme tend à disparaître dans presque toutes les localités de la vallée du Rhône ; mais il y a à cet égard quelques exceptions. A Martigny, notamment, le Dr Claivaz et le pasteur Dalève m'ont affirmé que le nombre des crétins allait en augmentant, surtout depuis une quinzaine d'années, ce qu'ils attribuent à ce que l'eau de la Dranse, que les habitants buvaient autrefois, a été remplacée par celle d'une source prise à une certaine hauteur sur la montagne. » (P. 99.) L. L.

lui-même, tout en prouvant qu'une altération considérable dans la nature et la configuration du sol a pu concourir à favoriser la diminution du goître et du crétinisme, ne révélerait rien encore sur la nature de l'influence exercée par le sol et ne prouverait en aucune sorte que le sol agit, pour produire le goître et le crétinisme, en dégageant un miasme par suite d'une fermentation végéto-animale.

C'est aussi principalement sur les observations de Mgr Billiet que M. MOREL, qui en a vérifié jusqu'à un certain point la conformité avec ses propres observations dans le département de la Meurthe, s'appuie pour admettre que la cause essentielle du goître et du crétinisme est une influence géologique. Mais, ne pouvant se convaincre que cette influence soit représentée par aucune des conditions spéciales dépendantes de la nature du sol, qui ont été précisées par divers auteurs, M. Morel, sans autres preuves que certaines analogies empruntées à l'étiologie générale, s'est décidé à admettre que l'influence géologique doit s'exercer, pour produire le goître et le crétinisme, par l'action d'un miasme spécial, qui du sol se propage dans l'air, dans les eaux et dans tous les produits du sol, pour atteindre l'homme par une sorte d'intoxication.

La base géologique de l'hypothèse empruntée à Mgr Billiet ne peut être considérée comme solide. Quant à l'hypothèse elle-même, elle n'est guère que la constatation de l'ignorance où l'on est encore sur la nature de l'influence qu'on attribue aux conditions géologiques, en tant que cause essentielle du goître et du crétinisme.

Cet agent inconnu, à l'influence duquel, sous un nom quelconque, Mgr Billiet, M. Morel et M. Vingtrinier attribuent la production du goître et du crétinisme, ce n'est pas seulement dans la terre et dans l'eau, comme Mgr Billiet et M. Vingtrinier, mais à la fois dans la terre, dans l'eau et dans l'air, comme M. Morel, que M. CHATIN croit l'avoir trouvé et caractérisé.

La théorie étiologique de M. Chatin est fort simple dans sa donnée fondamentale, qui consiste à considérer l'insuffisance de l'iode comme la cause spéciale et la seule cause spéciale du goître et du crétinisme, mais assez compliquée dans les éléments d'observation et d'interprétation qui lui servent de preuves.

Les faits d'observation, sur lesquels toute la doctrine repose, appartiennent presque exclusivement à M. Chatin, et consistent : d'une part, dans la constatation de l'existence de l'iode dans l'air atmosphérique, dans les eaux douces, dans le sol, principalement à la surface, dans les produits du sol qui servent à l'alimentation de l'homme et des animaux et dans les substances alimentaires fournies par ces animaux eux-mêmes ; et d'autre part, dans la constatation de différences considérables entre les diverses localités habitées par l'homme, relativement à la quantité d'iode qu'elles mettent, pour ses besoins, à sa disposition.

M. Chatin admet, en général, qu'il y a dans toute localité une corrélation étroite de quantité d'iode entre l'air, les eaux, la terre et ses produits, à raison de la permanence des échanges qui se font, entre la terre, l'air et l'eau, par la dissolution, par l'évaporation, par la condensation. L'air rend au sol, par les pluies et les neiges, l'iode que les eaux lui ont enlevé. Les êtres vivants prennent part à l'échange, restituant au sol ce qu'ils ont pris à l'air, aux eaux et au sol lui-même.

Aussi arrive-t-il habituellement que l'iode est abondant, rare ou absent en même temps dans l'air, les eaux et le sol d'une même localité.

« L'iode, dit M. Chatin, se dégage incessamment de certaines com-
» binaisons pour s'élever dans l'air, d'où il est soustrait par la respira-
» tion animale, et surtout partiellement et périodiquement précipité
» par les pluies et la rosée; de telle sorte que, si l'air, continuant à
» recevoir l'iode de la surface de la terre, cessait de lui en renvoyer, elle
» finirait par s'en épuiser ; et que, si le sol fixait celui de l'atmosphère
» sans rien lui rendre, il arriverait un moment où celle-ci serait com-
» plétement privée de cet élément. »

M. Chatin admet en outre que les mouvements de l'atmosphère ne peuvent avoir pour effet d'y répartir généralement, d'une manière uniforme, l'iode qui s'y répand.

« La densité de la vapeur d'iode, dit M. Chatin, et son peu de force » élastique auraient pu conduire *à priori* à penser que l'atmosphère de » ce corps ne s'élevait dans l'atmosphère générale qu'à une hauteur » moyenne donnée, au-dessus de laquelle elle s'étendrait par une élé- » vation de température, au-dessous de laquelle elle s'abaisserait par » le refroidissement de l'air. Cette hypothèse trouve sa confirmation » dans la rareté de l'iode sur les hautes montagnes, rareté dont elle » donne une explication satisfaisante.

» L'existence reconnue de vents différents suivant les hauteurs et » celles de courants atmosphériques parallèles, concourent à la même » explication, tandis que les barrières, formées par les massifs monta- » gneux, nous apprennent pourquoi les vents terrestres, dont le siége » est au milieu de l'atmosphère limitée de la vapeur d'iode, ne peuvent » se faire sentir dans les vallées encaissées. Et si l'iode est un peu » moins rare, ou, pour mieux rendre ma pensée, plus souvent de *pas- » sage* aux sommets des Alpes que dans les vallées qu'ils abritent, » n'est-ce pas parce qu'il peut être directement porté sur les premières » par un vent ou courant relevé, qui ne peut pénétrer dans les secondes » qu'en s'y *déversant*, phénomène que l'étroitesse des vallées rend le » plus souvent impossible? »

Quelle que soit la valeur réelle de ces vues générales sur les conditions de la distribution de l'iode dans l'air, la terre et les eaux, qu'il est indispensable de connaître, pour comprendre, et d'adopter, pour accepter la conception étiologique de M. Chatin, et qui conduisent du domaine des causes géologiques à celui des causes géographiques et météorologiques, voici en fait les résultats obtenus par M. Chatin, relativement aux différences qu'offre la distribution de l'iode dans l'air, les eaux, la terre et ses productions, pour les diverses contrées qu'il a soumises à ses observations :

« Lorsqu'on se dirige sur les Alpes par la Bourgogne et Lyon, on
» constate qu'à partir de cette ville, ou plutôt du bassin du Rhône,
» l'atmosphère est sensiblement moins chargée d'iode que dans les
» bassins de la Seine, de la Tamise, de la Somme, de l'Oise, de
» l'Yonne.....

» ..... Ce corps, dont je constatais encore la présence, quoique en
» quantité minime, à Grenoble et à Montmélian, s'est tout à fait soustrait
» à mes investigations en Tarentaise et en Maurienne, lorsque j'ai
» remonté le cours de l'Isère et de l'Arc. Les petites vallées encaissées
» de Vaulnaveys et d'Allevard sont à peine mieux partagées que les pré-
» cédentes....

» ..... Les vallées, placées sur le versant italien des Alpes, ne sont
» pas plus riches en iode que celles qui regardent la France : Aoste est
» aussi privé de ce corps que Moutiers et Saint-Jean-de-Maurienne.

» L'air des hauteurs de Villars de Lans, du petit Saint-Bernard et du
» mont Cenis n'a fourni à l'analyse que peu ou point d'iode, principe
» qui paraît dès lors ne pas être beaucoup moins rare sur les hautes
» montagnes qu'au fond des vallées.....

» ..... Lorsque des Alpes on descend dans les plaines du Piémont,
» on retrouve à peu près, sur une ligne partant d'Ivrée et allant à Gênes
» et passant par Turin, Albe et Acqui, la même atmosphère que de
» Lyon à Grenoble. Si l'on descend la vallée du Pô, on constate que la
» proportion de l'iode s'est déjà un peu augmentée à Alexandrie...

» En revenant de Paris par le Forez et l'Auvergne, j'ai pu constater
» encore que Saint-Etienne, le Puy-en-Velay, Clermont et Aigueperse,
» s'éloignent peu, au point de vue qui m'occupe, de Lyon, de Greno-
» ble, de Chambéry et de Turin. Sous ce rapport, les contrées, resserrées
» entre les Apennins et les Alpes, paraissent correspondre à celles
» comprises entre l'autre versant des Alpes et les montagnes de l'Au-
» vergne. »

C'est dans les contrées mêmes dont il avait étudié l'air atmosphérique relativement à la présence ou à l'absence de l'iode, que M. Chatin a institué ses recherches, au même point de vue, sur la nature des eaux potables, recherches qui ont compris plus de 300 analyses.

M. Chatin a constaté, dans les eaux de ces contrées, des différences considérables et corrélatives à celles que lui avait offertes leur air atmosphérique.

« En effet, tandis que la Seine, la Tamise, le New-River, l'Elbe, l'Oder, » la Néva, la Charente, l'Indre, la Meuse, l'Yonne, la Vesle, la Loire, » la Somme, l'Oise, l'Allier, et la plupart des sources placées dans les » bassins de celles de ces rivières situées en France, donnaient à l'ana- » lyse une quantité notable et presque semblable d'iodures, le Rhin, » le Danube (pris à Vienne), le Rhône, l'Isère, le Guiers, le Drac, la » Meurthe, le Doubs, l'Adour, la Haute-Garonne, les Gaves de Pau et » de Cauterets, la Romanche, la Sarre, le Tarn, le Tet, la Haute-Marne, » la Haute-Saône, le Gers, etc., étaient plus ou moins complétement » dépourvus de ces composés. »

M. Chatin a constaté que l'iode est en très-faible quantité ou manque dans les eaux de beaucoup de régions du département de l'Isère, qu'il manque absolument dans toutes les eaux des hautes vallées de l'Isère, du Doron, de l'Arc-en-Maurienne et en Tarentaise, de la Doire Baltée, au delà des Alpes, dans le duché d'Aoste.

De toutes ses observations particulières il conclut d'une manière générale que les grands torrents, qui descendent des cimes neigeuses des montagnes, sont à peu près dépourvus d'iode, qu'il en est de même des eaux des petits lacs, des sources, de la neige et des pluies sur les sommets des montagnes ; que l'iode manque absolument dans les sources qui prennent naissance dans divers terrains des Alpes, notamment dans les terrains schisteux, talqueux, gypseux, et dans les cours d'eau qui traversent ces terrains.

Des observations sur les contrées qui séparent Paris de Chambéry en passant par l'Auvergne, l'ont conduit à rapporter ces contrées à deux zones : l'une, comprise entre Chambéry et Aigueperse et comprenant les départements de l'Isère et du Puy-de-Dôme, où les eaux contiennent peu et quelquefois point d'iode ; l'autre, s'étendant d'Aigueperse à Paris, comprenant des contrées presque toutes alimentées par des eaux qui se rapprochent, par la proportion d'iode, de celles de la Seine ou du New-River, qu'on peut considérer comme le type des bonnes eaux potables. Ces contrées embrassent les départements arrosés par l'Allier, la Loire, la Nièvre, l'Auron, le Loiret, l'Orge, l'Yvette, l'Essonne, l'Yère, l'Allamont, l'Ourcq et la Seine.

Toutes ces eaux contiennent assez d'iode pour que l'on puisse sûrement y constater la présence de ce corps, en opérant seulement sur 20 centilitres de leurs eaux. Ce caractère se maintient dans les eaux de la France, depuis Paris jusqu'à la frontière belge.

Du rapprochement de ses observations, sur la composition des eaux et de l'air atmosphérique dans l'ensemble des contrées par lui étudiées, M. Chatin fait ressortir ces conclusions générales : « Que sur les sommets » et dans les vallées des Alpes, l'air et les eaux douces, tant les eaux » légères que celles où dominent les sels terreux, sont également pau- » vres en iode ;

» Qu'à une certaine distance des grands massifs montagneux, l'air » et les eaux légères sont, l'un et les autres, riches en iode ;

» Que les eaux dures sont toujours peu ou point iodurées, quel que » soit l'état de l'air ;

» Que, par conséquent, il y a toujours parallélisme entre l'air et les » eaux potables légères, à l'exclusion des eaux séléniteuses ; d'où se » déduit encore, comme corollaire, la possibilité de déterminer l'état » de l'air par celui des eaux légères et réciproquement. »

M. Chatin s'est assuré, par des analyses comparatives, que la proportion d'iode qui existe dans le sol arable varie très-sensiblement d'un lieu à l'autre, et est généralement en rapport avec celle du même principe dans l'air et dans les eaux.

» ..... Tandis qu'il suffit de quelques grammes de terre prise dans les » champs de la Brie, de la Beauce, du Bourbonnais ou de la Bourgogne, » pour y constater avec certitude la présence de l'iode, il faut, pour un » résultat semblable, opérer sur un poids double ou quadruple des terres » jaunes, plus ou moins argileuses, qui recouvrent le diluvium, aux » environs de Lyon, de Grenoble, de Chambéry, d'Ivrée, de Turin, de » Montmélian, ou sur la rive droite de la vallée du Graisivaudan; et » qu'une quantité décuple du sol schisteux ou alluvio-schisteux du Val » d'Aoste, de la Tarentaise, de la Maurienne, de la rive gauche de la » vallée du Graisivaudan, fournissent à peine un fugace indice de ce » corps.....

» ..... Quoique l'iodaration du sol arable soit, en somme, comme celle » des eaux douces, subordonnée, dans un pays donné, à l'état de l'at- » mosphère traduit par les eaux pluviales, il est cependant nécessaire » de tenir compte de la nature de la roche sous-jacente et de celle du » sol lui-même dans le résultat absolu.

» Les parcelles détachées successivement de la surface de la roche » se mêlent à la terre et, en s'y décomposant graduellement, lui aban- » donnent plus ou moins d'iode, suivant ce qu'elles en renferment. » Ainsi les meulières, dans lesquelles l'iode est abondant; le calcaire » d'eau douce et surtout le calcaire grossier du bassin de Paris, où il » est en proportion moindre; l'argile plastique, où il s'est accumulé; » les oolithes moyenne et supérieure, qui en renferment des quantités » notables; les calcaires néocomiens et crétacés de la rive droite de la » vallée du Graisivaudan, où il n'est pas encore rare; les roches schis- » teuses et talqueuses du lias, qui n'en contiennent que des traces infi- » nitésimales, et forment la base du sol sur le versant nord de la vallée » du Graisivaudan, dans la Tarentaise, la Maurienne, les vallées de la » Doire et de l'Arve; les calcaires et les dolomites saccharoïdes, répandus » en beaucoup de contrées et qui sont absolument privés d'iode; les » granites et les roches volcaniques, qui contiennent cet élément en

» proportions très-diverses, ne sauraient évidemment le fournir au sol » en quantité égale. Toutes choses égales d'ailleurs, les terres colorées » en jaune ou en rouge par de l'oxyde de fer sont plus iodurées que les » terres blanchâtres, ou brunies par des éléments bitumineux; les terres » fortes ou argileuses, plus que les terres légères, quartzeuses ou schis» teuses. La raison paraît en être que le fer et l'iode sont généralement » associés, et que les terres argileuses retiennent opiniâtrément com» biné à leurs alcalis, l'iode des eaux pluviales, que les terres légères » et schisteuses laissent perdre. »

Enfin M. Chatin admet que les matières alimentaires, végétales ou animales sont diversement iodurées, suivant les contrées qui les produisent; que l'iode existe en proportion beaucoup plus faible dans le maïs, dans le vin, dans les fourrages, dans les blés, dans le lait, le fromage, les œufs et la viande de boucherie, provenant des provinces de Maurienne, de Tarentaise, d'Aoste, que dans les mêmes produits fournis par le Piémont et à plus forte raison par Paris.

« En résumé, il y a concordance entre l'ioduration du sol et celle des » produits qui se développent à sa surface. La seule différence générale » consiste en ce que, sans doute par l'effet d'une concentration qui s'y » opère dans une certaine mesure, on reconnaît un peu plus d'iode dans » les productions végétales ou animales d'une contrée donnée que dans » son atmosphère, ses eaux et son sol; de telle sorte que l'on retrouve, » dans les produits organiques, les traces de ces corps, là où il n'était » pas autrement appréciable. Les rapports que j'ai précédemment si» gnalés, à savoir que, dans un milieu et des conditions semblables, » le vin est plus ioduré que l'eau, le lait plus que le vin, le lait d'ânesse » plus que celui de vache, et un œuf de poule du poids de 50 grammes » aussi riche en iode qu'un litre de lait de vache, sont d'ailleurs appli» cables aux recherches actuelles. »

Après avoir exposé ces faits d'observation, M. Chatin s'est cru en devoir de répondre par l'affirmative à cette question :

« Peut-on, en ayant égard à la *somme* d'iode répartie soit dans l'air, » soit dans les eaux, soit dans le sol et les productions alimentaires, » reconnaître qu'il y a coïncidence entre l'abondance de ce principe » et l'absence complète du goître et du crétinisme, entre sa diminution » progressive et le développement correspondant de ces maladies ? »

La réalité de cette coïncidence une fois admise, il ne fallait plus qu'un léger effort pour transformer le rapport de coexistence en rapport de causalité, et pour conclure « que le goître et le crétinisme ont pour » cause *spéciale* et prépondérante l'insuffisance de la proportion » d'iode. »

M. Chatin invoque, à l'appui de cette doctrine, deux ordres de preuves : des preuves générales, empruntées à l'ensemble de ses observations, et des preuves particulières, fournies par quelques faits spéciaux.

« Il peut sembler inutile, dit M. Chatin, de faire ressortir l'accord » général qui existe entre l'endémicité du goître et du crétinisme et » l'absence à peu près complète de l'iode dans les vallées de l'Isère, de » l'Arc et de la Doire Baltée ; entre l'état médiocrement ioduré des con- » trées situées autour de Gênes, de Turin, d'Ivrée, de Chambéry, de » Grenoble, de Lyon, de Vienne, de Clermont et d'Aigueperse, et » l'existence dans les mêmes contrées d'un certain nombre de goî- » treux ; entre la richesse en iode des aliments, du sol, de l'eau et » de l'air de cette grande partie de la France (*et sans doute du monde*), » dont Paris peut être considéré comme le type, et la bonne constitu- » tion de ses habitants. Considérée à un point de vue général, cette » coïncidence frappe trop les yeux, dès qu'on se reporte à nos analyses » et à ce que tout le monde sait des pays où elles ont été faites, pour » que nous nous y arrêtions.

» Ce sont les faits de détail, soit qu'ils se présentent comme confir- » matifs, soit qu'ils s'élèvent avec un caractère d'objections, qu'il im- » porte surtout d'examiner. »

Les faits spéciaux, invoqués comme preuves de la vérité de sa doctrine par M. Chatin, sont peu nombreux et ne sont pas aussi concluants qu'il le pense.

Le plus important est celui qui fait remonter jusqu'à M. Boussingault la découverte des premières données fondamentales de la doctrine étiologique et prophylactique, développée plus récemment par M. Chatin.

« M. Boussingault nous apprend, dit M. Chatin, qu'à Carthago, dans » la vallée du Cauca, et à Sanson, dans la province d'Antioquia, où l'on » faisait usage de sels dans lesquels il a reconnu la présence d'une » quantité appréciable d'iode, le goître était inconnu, quoique les » conditions générales fussent les mêmes qu'à Mariquita et à Santa-Fé- » de-Bogota, où cette maladie est endémique. Cet illustre chimiste » ajoute que le goître a reparu à Carthago, depuis qu'au sel iodifère » des salines de Galindo on a substitué en partie le sel non ioduré de » Zépaquira; que, bien longtemps avant la découverte de l'iode et de » ses propriétés spécifiques, l'eau mère iodée de la saline de Guaca » était prônée comme un remède efficace contre le goître; que les per- » sonnes atteintes de cette affection se guérissent par le seul séjour » dans la province d'Antioquia, où l'on n'emploie que des sels iodurés; » et enfin qu'une famille d'Antioquia, dans laquelle on se mit à puri- » fier le sel pour lui ôter sa saveur amère, perdant ainsi l'iode dans les » eaux mères, ne tarda pas à ressentir le goître. »

Parmi les autres faits, empruntés par M. Chatin à des temps plus récents et à des contrées plus voisines, le plus remarquable est celui du développement rapide du goître endémique dans la commune de Saillon, près de Martigny, depuis qu'on a fait usage, comme boisson, d'eau puisée dans le torrent de la Salente, privé d'iode, au-dessus du point où une source iodurée se jette dans le torrent; tandis que le goître était à peu près inconnu dans cette commune à l'époque antérieure de 5 ou 6 ans, où la dérivation du torrent, pour l'usage des habitants, était pratiquée au-dessous de la jonction du torrent avec la source iodurée.

Mais ces faits n'ont pas, dans la question étiologique, la portée décisive que M. Chatin leur attribue. Ce qu'ils prouvent, c'est que l'iode conserve, à très-petites doses, dans les eaux usitées comme boisson et dans le sel employé comme condiment, la propriété de guérir le goître et peut-être même de mettre, jusqu'à un certain point, obstacle à son développement dans les pays prédisposés à l'endémie (1).

Quant aux objections, M. Chatin n'en a prévu qu'une.

« On objectera peut-être que les contrées que j'ai visitées ne forment que la plus faible partie de celles qu'afflige le goître ou le crétinisme, produit des mêmes causes s'exerçant avec une intensité plus grande, et que rien ne prouve qu'ailleurs les influences soient les mêmes. A quoi je répondrai seulement que l'étude de la nature et l'état de la science médicale ne sont pas favorables à l'opinion qui voudrait attribuer plusieurs causes spéciales à une même maladie spécifique, si je ne possédais en outre quelques éléments obtenus par l'analyse de produits qui m'ont été envoyés de pays divers, où le goître et quelquefois le crétinisme sont communs. »

La théorie de M. Chatin a subi et comporte plus d'objections que ce savant n'a cru utile d'en réfuter à l'avance.

Il lui eut été facile de prévoir qu'on lui opposerait la méthode de réfutation, dont il s'est servi lui-même fort heureusement pour renverser l'hypothèse de M. Grange, et qui consiste à contester la constance et l'universalité du rapport impliqué par la doctrine entre la

(1) Nous croyons avec M. Chatin que l'existence dans une contrée de l'endémie goîtreuse implique l'absence ou tout au moins l'insuffisance de l'iode dans l'air, les eaux et le sol de cette contrée ; mais la réciproque n'est pas vraie. Il ne suffit pas, en effet, pour que le goître soit endémique dans une localité, qu'on n'y rencontre pas d'iode ; il faut en outre que les eaux usitées comme boisson contiennent le principe goîtrigène, dont la nature est encore à déterminer, mais dont l'existence est pour nous incontestable. L. L.

cause et l'effet, entre l'absence de l'iode et la présence du goître et réciproquement entre la présence de l'iode et l'absence du goître.

M. Chatin, après avoir étendu le champ de ses observations dans le Valais, la Lombardie, l'Autriche, la Bohême, la Saxe, la Prusse, les provinces Rhénanes, a vu ses premières observations constamment confirmées.

« Je n'ai jamais rencontré de goîtreux, dit M. Chatin, dans les con- » trées normalement iodurées ; je n'ai pas vu de pays où l'iode se trou- » vât réduit à des quantités assez faibles pour échapper à l'analyse, » sans que l'hypertrophie de la thyroïde se montrât chez un certain » nombre d'individus. Presque toujours il y a correspondance, parallé- » lisme, entre la disparition ou la diminution de l'iode et le dévelop- » pement du goître. »

Ces affirmations de M. Chatin, dans ce qu'elles ont et dans ce qu'elles doivent, en effet, avoir de général et d'absolu pour devenir des preuves de la vérité de sa théorie, se trouvent, jusqu'à un certain point, contredites par des faits que M. Chatin lui-même a recueillis et qu'il regarde comme constants.

Si l'insuffisance de l'iode dans l'air, les eaux, le sol et ses productions, était réellement la cause spéciale, unique ou prépondérante du goître et du crétinisme, pourquoi le goître et le crétinisme cessent-ils de se produire dans les hautes vallées et près des sommets des Alpes, où, d'après les observations de M. Chatin, l'iode manque absolument dans l'air, les eaux, le sol et ses productions ?

Les objections déduites de la présence ou de l'absence de l'iode dans les eaux potables d'un grand nombre de localités, où le goître et le crétinisme existent ou n'existent pas, sans que le rapport, impliqué par la doctrine entre la cause et l'effet, ait pu être constaté, ont été déjà rappelées dans ce rapport.

Plusieurs faits constatés par M. Chatin lui-même pourraient leur servir d'appui.

Leur explication, au moyen d'une compensation de l'insuffisance de l'iode dans les eaux par son abondance dans l'air ou dans le sol, ne pourrait être légitimement invoquée par M. Chatin, au moins d'une manière un peu générale, puisqu'elle serait en contradiction avec les fondements de sa théorie sur la répartition de l'iode, qui implique une corrélation étroite entre l'air, la terre et les eaux, pour les proportions de ce principe.

Les recherches faites par M. Niepce, à l'exemple et d'après la méthode de M. Chatin, dans les mêmes contrées, l'ont conduit à confirmer d'une manière générale les résultats des observations de M. Chatin sur l'existence, l'absence et l'inégale répartition de l'iode dans l'air, les eaux, le sol et ses produits, pour ces contrées.

Ce que M. Niepce n'a pas reconnu d'une manière constante, c'est le rapport de coïncidence, signalé par M. Chatin, d'une part, entre l'insuffisance de l'iode et l'existence du goître; d'autre part, entre l'absence du goître et la présence de l'iode à l'état normal dans l'air, les eaux et le sol.

M. Niepce cite des faits qui contredisent positivement la théorie de M. Chatin sur l'action étiologique de l'insuffisance de l'iode et sur l'action prophylactique de la présence de l'iode.

Il rappelle que des villages de la vallée d'Aoste, des départements de l'Isère, de la Loire, de l'Ardèche, de Saône-et-Loire, renferment des goîtreux, bien que les eaux des fontaines contiennent de l'iode, et que l'air atmosphérique, les plantes, les graines, le sol en dénotent à l'analyse.

Il cite le village d'Issieux (Loire), où il y a des goîtreux et des crétins, et dont les eaux contiennent de l'iode, et la ville de Mâcon, où il n'y a pas de goîtreux, et dont les eaux de puits, généralement employées comme boisson, ne renferment pas d'iode.

M. Niepce cite en outre les plaines de la vallée du Pô, où le crétinisme sévit cruellement.

« Dans ces contrées, où l'air, les eaux contiennent de l'iode en » quantité même très-notable, le goître et le crétinisme ne devraient » pas se rencontrer, si la présence de ce principe dans ces milieux » avait, comme le pense M. Chatin, une influence préservatrice aussi » puissante; mais au contraire, ces deux maladies y sont très-connues » parmi les pauvres habitants, réduits à un travail très-pénible et » malsain, n'ayant qu'une alimentation peu réparatrice et des loge- » ments très-insalubres.

» Ce fait vient à l'appui de ce que j'ai dit, c'est-à-dire que l'absence » de l'iode dans l'air, les eaux et le sol ne doit être considérée que » comme une cause de plus à ajouter à celles que j'ai indiquées, et » favorisant le développement du goître et du crétinisme; et que dans » les contrées où ces causes sévissent avec la plus grande intensité, » la présence de l'iode dans ces différents milieux ne suffit pas pour » contrebalancer l'influence délétère de ces causes, agissant si fâcheu- » sement sur l'organisme et tendant à le faire dégénérer au point que » le crétinisme devient la conséquence inévitable de cette dégéné- » rescence. »

Pour la théorie de M. Chatin, comme pour celle de M. Grange, les faits, à la condition de l'extension des observations à un grand nombre de localités et à toutes les localités étudiées, ne se présentent pas comme concordants, univoques, constants, et ne peuvent dès lors être considérés comme démontrant l'exactitude des conceptions à la fois ingénieuses et savantes des auteurs de ces théories.

Il serait encore possible de diriger, contre la théorie de M. Chatin des objections empruntées à des considérations physiologiques et pathologiques, à la manière de ce que lui-même a fait en réfutant la théorie de M. Grange.

M. Chatin a pu opposer à M. Grange ce que la science et l'expérience enseignent sur l'innocuité de la magnésie en général et sur son inaptitude à produire même le goître accidentel, chez les personnes qui en font habituellement usage.

On pourrait objecter à M. Chatin qu'il n'a pas, dans les faits sur lesquels il a appuyé sa théorie, suffisamment dégagé l'élément thérapeutique et prophylactique de l'élément étiologique.

L'action thérapeutique de l'iode sur le goître est incontestable et incontestée.

Il serait possible de lui attribuer une action prophylactique, sans qu'il fût légitime de lui assigner une participation étiologique quelconque et surtout une participation spéciale et prépondérante dans la production des endémies du goître et du crétinisme.

En effet, le rôle que l'iode pourrait jouer directement dans l'étiologie du goître et du crétinisme est un rôle négatif, représentant, par son absence dans les milieux où la vie de l'homme s'accomplit, la privation de l'un des éléments indispensables à l'exercice normal des fonctions et au maintien de la santé.

En supposant que tout ce que M. Chatin croit avoir démontré sur l'existence normale de l'iode dans l'air, les eaux, le sol et ses productions, fût absolument incontestable; pour concevoir et par conséquent pour admettre que l'insuffisance ou l'absence de l'iode dans ces milieux extérieurs pussent être une cause de maladie pour l'homme, il faudrait admettre que l'iode fait essentiellement partie de la constitution organique de l'homme; que, comme le fer, par exemple, il est l'un des éléments essentiels de l'intermédiaire obligé de la vie de nutrition, du sang.

Si le fait de la nécessité d'une consommation d'iode dans la vie nutritive de l'homme était solidement établi, on comprendrait que l'absence de ce corps dans les matériaux extérieurs, où il doit puiser les éléments de l'entretien de sa vie, pût avoir pour effet de déterminer une altération de sa santé, et même la production d'une maladie spéciale, une sorte de chlorose par défaut d'iode.

Ceci étant acquis à la science, resterait à démontrer que cette maladie spéciale par privation d'iode serait bien en effet le goître et par suite le crétinisme.

Il y aurait enfin à comprendre comment l'homme aurait seul à souffrir, dans sa vie de nutrition, de l'insuffisance de l'iode, là où les animaux, dont la vie nutrive diffère si peu dans son essence de celle de l'homme, trouveraient les conditions d'un développement organique normal et d'une vie florissante, comme dans beaucoup de vallées des Alpes, et notamment dans la Valpelline, citée par M. Chatin.

H. *Résumé et conclusions.*

Ainsi, les diverses théories étiologiques, exclusivement fondées sur des influences géologiques spéciales, ne peuvent résister, dans ce qu'elles ont d'absolu, à une discussion approfondie des faits, appréciés, sous tous les points de vue, pour une grande étendue de contrées.

Ainsi tombent, avec ces doctrines, les conséquences que leurs auteurs avaient été conduits à en déduire relativement à la possibilité de l'extinction radicale du goître et du crétinisme, et relativement à l'importance prépondérante à accorder, pour la prophylaxie, à des moyens spéciaux, coordonnés par rapport à la cause essentielle des endémies.

La longueur de cette discussion se trouverait justifiée, lors même qu'elle n'aurait conduit qu'à ces résultats : mettre obstacle au découragement dans lequel on pourrait tomber et où Mgr Billiet est logiquement demeuré, relativement aux efforts à tenter pour faire disparaître complétement le goître et le crétinisme, dans un grand nombre de localités et même dans des provinces entières, où la cause essentielle du mal ne pourrait être supprimée par des moyens humains ; éloigner toute préoccupation de moyens aussi radicalement inapplicables que ceux qui consisteraient à dénaturer sur place, ou à remplacer au moyen de transports de terre le sol sur lequel se développent les habitations visitées par le goître et le crétinisme, et prévenir toute exagération dans la confiance à accorder à l'efficacité prophylactique soit des filtres proposés par M. Grange pour soustraire la magnésie aux eaux potables, soit même de l'emploi de l'iode, ajouté aux eaux et aux aliments de l'homme, pour suppléer à l'insuffisance de la proportion de ce corps dans l'air, les eaux et le sol.

Mais il n'est pas possible que tant de faits, si laborieusement acquis par les efforts persévérants de tant d'observateurs habiles, n'aboutissent définitivement qu'à des résultats négatifs. Il n'est pas douteux que de nouvelles recherches ne puissent avoir pour effet de faire disparaître beaucoup de contradictions, plus apparentes que réelles, et de ramener tous les faits à des données positives et incontestables. Mais, sous la réserve des nouveaux efforts à tenter pour éclaircir toutes ces questions complexes et difficiles, et des progrès scientifiques qu'il est permis d'en attendre, il est dès à présent possible de faire sortir des faits acquis quelques enseignements, qui ne sont pas sans importance, sur la part à attribuer à l'influence géologique dans l'étiologie du goître et du crétinisme.

De l'ensemble de ces faits il me paraît résulter que cette influence ne consiste pas dans une action directe de la nature géologique du sol, mais dans une action indirecte, réalisée soit par l'intermédiaire des eaux potables, en tant que dépendantes pour leur nature de la composition minéralogique des terrains d'où elles proviennent et qu'elles traversent, soit par l'intermédiaire de l'ensemble de conditions spéciales, que la constitution géologique du sol entraîne, relativement à l'écoulement des eaux, à la composition et au renouvellement de l'air, à l'exposition, etc.; en un mot par l'intermédiaire des conditions géographiques et météorologiques.

Et c'est ainsi que l'étiologie du goître et du crétinisme, contrairement aux vues et aux affirmations des savants, auteurs de théories purement et exclusivement géologiques, se trouve ramenée, par l'appréciation même des faits géologiques invoqués comme bases et preuves de ces théories, à l'étude des concours de causes qui agissent simultanément sur la vie de l'homme, soit pour l'entretenir et la développer suivant le type normal d'espèce ou de race, soit pour altérer son développement normal en favorisant la production des maladies ou des dégénérations, c'est-à-dire à l'étude des concours de causes qui, subordonnées à certains égards à la constitution géologique du sol, se résument néanmoins en conditions hydrologiques, géographiques et météorologiques.

3. CONDITIONS TOPOGRAPHIQUES, GÉOGRAPHIQUES, MÉTÉOROLOGIQUES ET HYDROLOGIQUES.

Pour reconnaître toute l'importance qui doit être légitimement attribuée au concours des conditions météorologiques, topographiques et hydrologiques dans la production du goître et du crétinisme, il suffirait de remarquer que tous les observateurs sans exception s'accordent à les compter au nombre des causes du goître et du crétinisme, et que les auteurs de théories exclusives ne diffèrent, sous ce point de vue, de la généralité des savants qu'en ce qu'ils ne leur attribuent qu'une action de concours, puissante il est vrai, mais secondaire. Et, pour approcher autant que possible de la vérité, quant à l'influence légitime de ces causes, il suffirait presque de replacer au rang des causes principales celles d'entre elles qui ont été le plus universellement admises comme exerçant une action incontestable. Or parmi ces causes se trouvent au premier rang : *l'excès d'humidité de l'air et du sol; l'altération de l'air par insuffisance de renouvellement et par viciations miasmatiques; l'insuffisance de l'insolation et l'insalubrité des eaux potables.*

Il est certain *à priori*, d'après nos connaissances étiologiques, et il est démontré à *posteriori*, par les faits acquis à la science et fréquemment rappelés dans ce rapport, que chacune de ces causes n'a pas en elle-même et isolément la puissance de produire l'endémie du goître et du crétinisme ; mais tout porte à croire qu'un certain concours de ces causes, agissant simultanément dans certaines conditions d'intensité et de permanence, est de nature à entretenir, dans les populations qui y sont soumises, un fonctionnement défectueux de la vie de nutrition et même à développer un état maladif, se traduisant par la production du goître et par l'inaptitude à procréer des enfants bien conformés, chez les individus pour lesquels l'action de ces causes n'est pas contrebalancée ou neutralisée par des influences plus favorables, et à plus forte raison chez les individus qui se trouvent placés dans des conditions hygiéniques de nature à renforcer l'action de ces causes ou à leur venir en aide par d'autres causes agissant dans le même sens.

Il est possible de vérifier l'exactitude de ces vues et même de parvenir à une certaine précision dans la détermination de ces causes, en s'appuyant sur les observations des auteurs et sur les faits acquis à la science, dans ce qu'ils ont de plus incontestable.

C'est en effet une action prépondérante et permanente du concours des quatre conditions principales : d'humidité excessive de l'air et du sol, d'altération de l'air par insuffisance de renouvellement ou par viciation miasmatique, d'insuffisance de l'insolation et d'insalubrité des eaux potables, qu'on rencontre généralement et constamment comme caractérisant, soit dans divers pays, les contrées ; soit dans les contrées, les localités ; soit dans les localités, les régions plus circonscrites où se manifestent à l'état endémique le goître et le crétinisme.

Si ces affections atteignent de préférence les pays de montagnes, et, dans les pays de montagnes, la partie moyenne de la longueur des grandes vallées qui les parcourent depuis leur cime jusqu'à leur pied ; et, parmi les vallées, les plus étroites, les plus profondes et les plus tortueuses, n'est-ce pas parce que, dans les pays de montagnes, dans la partie moyenne des grandes vallées, dans les vallées profondes, étroites et tortueuses, se trouvent réunies au plus haut degré les conditions hydrologiques, météorologiques et topographiques dont le concours favorise et détermine la production du goître : eaux potables insalubres ; humidité excessive et permanente de l'air et du sol ; insuffisance dans le renouvellement de l'air vicié par des miasmes ; insolation restreinte, pour la durée de son action diurne, par le retard dans le lever et l'accélération dans le coucher du soleil, pour l'efficacité de son action, par les obstacles dépendant de la fréquence, de la permanence des brouillards, et des défectuosités topographiques d'exposition.

Si les affections endémiques se retrouvent, à des degrés variables d'étendue et d'intensité, dans les larges vallées qui séparent les chaînes de montagnes, dans certaines régions des plaines qui se développent au pied de ces chaînes, et même, loin de toute grande chaîne de montagnes, dans des pays de plaine, n'est-ce pas parce que, dans ces contrées, si différentes par leur caractère géographique le plus marqué, se retrouvent aussi des régions où, à raison de la disposition des cours d'eau, dans leurs rapports avec la nature et la configuration du sol, se réalisent les conditions d'humidité permanente, de ventilation insuffisante, d'insolation défectueuse, d'insalubrité des eaux, d'altération de l'air, dont le concours est favorable ou même indispensable au développement du goître et du crétinisme sous la forme endémique.

Enfin, si, dans une même commune, les divers hameaux plus ou moins éloignés dont elle se compose ; si, dans une même agglomération d'habitations, les deux rives opposées d'un même cours d'eau, les divers quartiers, les diverses rues et même les diverses maisons, peuvent offrir et offrent en effet des différences tranchées, soit par rapport à l'existence ou à l'absence de l'endémie, soit par rapport à l'intensité de son développement, n'est-ce pas encore que les hameaux, la rive, le quartier, la rue, la maison, offrent, d'une manière plus complète et à un plus haut degré, la réunion des conditions propres à réaliser le concours d'influences étiologiques qui opère, pour les individus, le passage de la disposition morbide en puissance à l'invasion morbide en acte.

Si enfin ce concours de causes hydrologiques, météorologiques et topographiques, qui, en tant que réellement inhérentes aux localités où peuvent se développer et où se développent les endémies, représentent essentiellement les causes auxquelles convient le nom de causes endémiques, n'a pas toujours pour effet le développement de l'épidémie dans le lieu où il est réalisé; si, quand cet effet a lieu, il ne se produit pas de manière à ce que tous les individus de la localité soient atteints, et s'il se produit à des degrés très-variables pour l'extension et l'intensité du mal ; si enfin, il n'est pas possible de saisir un rapport constant d'étendue et d'intensité entre l'action imputable à ces causes, dans une localité déterminée, et les effets qui s'y manifestent, n'est-ce pas parce que l'action de ces causes principales peut se trouver considérablement atténuée ou renforcée par l'action des autres influences hygiéniques, qui, quand elles sont défavorables, agissent, comme causes secondaires, par un concours souvent assez puissant pour que cette action secondaire semble dominer l'action principale ?

A chacune de ces questions, il me paraît que les faits convenablement interprétés répondent par une affirmation.

C'est ce que je vais essayer de démontrer dans une revue rapide des faits, tels que les ont constatés la plupart des observateurs et tel qu'il a été permis de les vérifier à tous ceux qui ont étudié la question étiologique dans les lieux mêmes où les endémies existent.

1° *Conditions topographiques.*

Si l'on essaye de refaire, sans parti pris et sans théorie à l'avance adoptée, le voyage dans les montagnes de la Savoie, de la Suisse et du

Piémont, tant de fois parcourues par les observateurs, qui y ont cherché et qui ont cru y trouver cette pierre philosophale de l'étiologie du goître et du crétinisme, la cause spécifique et unique de ces deux endémies, que constate-t-on de plus certain et de plus constant? Si l'on a suivi, en les remontant, les grands cours d'eau qui descendent des montagnes par les grandes vallées, on a pu rencontrer en quelques points, éparpillés sur les bords de ces cours d'eau, le goître et même le crétinisme.

Mais c'est surtout après qu'on s'est engagé dans les vallées, au-delà du point où elles débouchent plus ou moins largement dans les plaines, qu'on rencontre d'une manière un peu générale le goître endémique.

A mesure qu'en continuant de monter, on rencontre une vallée principale et des vallées secondaires plus rétrécies, plus tortueuses et plus profondes, on peut s'assurer que le goître devient plus commun, plus général et s'associe plus largement au crétinisme, lui-même plus fréquent et plus intense.

Quand on se rapproche des sommets, les vallées principales et secondaires gardent fréquemment les mêmes caractères d'étroitesse et de brusque inflexion, et ne diffèrent guère que par une profondeur moindre, et pourtant la fréquence du goître diminue, le crétinisme devient rare, et, dans le voisinage des sommets, le goître et le crétinisme disparaissent.

Le même fait se manifeste, avec les mêmes caractères, dans toutes les montagnes où règnent le goître et le crétinisme, dans les Pyrénées aussi bien que dans les Alpes, dans la vallée de la Garonne comme dans les vallées de l'Isère et du Rhône, dans le Valais, comme dans la Tarentaise, la Maurienne et la province d'Aoste.

Quels changements dans les lieux peut-on saisir d'une manière générale, comme correspondants aux changements dans la condition des habitants par rapport au développement du goître et du crétinisme? La nature géologique du sol n'est pas, il est vrai, la même dans les diverses régions ; mais on peut reconnaître tout d'abord que les endémies ne s'arrêtent pas aux limites des terrains de nature différente : le fond des vallées, aussi bien que les montagnes qui les entourent et en forment les parois, se montrent fréquemment identiques pour leur nature géologique dans les vallées hautes, où les endémies n'existent pas, et dans les vallées moyennes, où elles règnent.

2° *Humidité de l'air et du sol.*

Dans les hautes comme dans les basses et moyennes régions, c'est au voisinage des grands et petits cours d'eau que se développent les habitations. Mais une différence marquée s'offre entre ces diverses régions par rapport à l'écoulement des eaux.

Dans les hautes régions, les torrents, généralement très-encaissés, coulent rapidement sur des lits de cailloux. Dans les régions moyennes, leur cours moins rapide est fréquemment entravé par les flexuosités des vallées, et de place en place, principalement au-dessus des inflexions brusques, le lit des torrents sans profondeur s'étend sur toute la largeur de la vallée, et répand, au moment de la fonte des neiges, des nappes d'eau qui ne se retirent qu'incomplétement, laissant de toutes parts des flaques stagnantes, et donnant en divers points naissance à des marécages.

Déjà, dans ces régions, les bords du cours d'eau sont constitués par des terres d'alluvion qui prédominent de plus en plus en largeur et en profondeur, à mesure qu'on se rapproche du point par où les vallées inférieures débouchent dans les plaines.

Ces caractères de disposition des cours d'eau et du sol, favorables à l'entretien permanent de l'humidité, qui appartiennent aux rives des cours d'eau dans le fond des vallées moyennes principales, se présentent au moins aussi tranchées dans les petites vallées secondaires qui y aboutissent, et se retrouvent sur les versants des montagnes, à une certaine hauteur au-dessus du fond des vallées, dans les anfractuosités traversées par de petits torrents et baignées de sources qui servent habituellement d'assiette aux villages.

Des conditions analogues appartiennent en général aux régions voisines des cours d'eau, dans les larges vallées qui débouchent des montagnes et même jusque dans les plaines, comme il est facile de le reconnaître pour les vallées du Rhône, de l'Isère et du Rhin.

Et quand on rencontre, loin des pays de montagnes, des régions, des localités, ou seulement des agglomérations d'habitations, où le goître, par son existence et son développement, revêt les caractères endémiques, c'est encore sur les bords des cours d'eau, et sur les terrains alluvionnaires constamment humides, qu'ils infiltrent et qu'ils inondent, que l'endémie se manifeste.

Ces conditions de dispositions favorables à la production et à l'entretien d'une humidité permanente dans le sol, par suite de sa nature, de sa configuration et de ses rapports avec les cours d'eau, ont été signalées par tous les observateurs dans les localités où sévit le goître, où se rencontre le crétinisme. Mais de plus, ce que l'observation a fréquemment signalé et ce qu'elle permet de reconnaître comme très-général et très-constant, c'est que ces conditions d'humidité dans le sol se trouvent, pour les localités où se développe endémiquement le goître, entretenues, d'une manière permanente et renforcées d'une manière exceptionnelle, par d'autres circonstances inhérentes à ces localités. Ainsi la fréquence des brouillards, ordinaire le long des cours d'eau, prend les caractères d'une condition météorologique exceptionnelle, pour la fréquence, l'intensité et la durée, dans les vallées de la région des montagnes, dont l'étroitesse, la profondeur et les flexuosités ne permettent pas aux vents de les chasser, où les forêts des versants boisés des montagnes les retiennent et les fixent, effet qu'exagère encore, pour les habitations humaines, la végétation luxuriante au milieu de laquelle elles sont habituellement ensevelies.

Il y a lieu de remarquer, à ce sujet, que la durée plus courte de la présence du soleil, sur l'horizon des vallées moyennes dans les montagnes, a pour effet de laisser subsister, en toute saison, dans les couches superficielles du sol, une humidité d'ailleurs incessamment entretenue par l'innombrable multiplicité des sources ; conditions de l'état du sol qui favorisent précisément l'aggravation que leur imprime l'industrie humaine en permettant un développement exceptionnel à la végétation.

Le concours de ces circonstances tend de plus en plus à disparaître, à mesure que les vallées se rapprochent des hauteurs, où il cesse absolument d'exister; à mesure que les vallées inférieures se rapprochent de leur débouché dans les plaines, où les mouvements atmosphériques ont généralement pour effet de prévenir, par le sol et dans l'air, la permanence d'une humidité excessive.

Les nombreuses constatations faites par les auteurs de l'une des conditions principales de l'influence nuisible, par eux unanimement attribuée à la nature des habitations sur la nature du goître, à savoir leur rapprochement au contact immédiat des cours d'eau, leur situation sur un sol constamment imbibé, leur inclusion dans des massifs de végétaux, impénétrables à l'air et à la lumière, confirment la légitimité de la part qui a été généralement assignée à la permanence d'un excès d'humidité dans le sol et dans l'air, d'après la considération générale de l'état présenté, sous ce point de vue, dans les localités où règnent endémiquement le goître et le crétinisme.

C'est l'évidence de cette influence qui a conduit Fodéré à en exagérer l'importance, à signaler l'humidité de l'air, non pas seulement comme l'une des causes principales, mais comme la cause déterminante du goître avec le concours d'une température élevée (1).

(1) *Traité du goître et du crétinisme*. Paris, an VIII.

Sous la réserve de ce qu'il y a d'exclusif dans la théorie étiologique que Fodéré s'est cru prématurément autorisé à adopter, ses observations et ses vues représentent par leur ensemble un des moments importants du développement de la science, en ce qui concerne le goître et le crétinisme, et contiennent dans leurs détails plusieurs données fondamentales dont l'exactitude a été ultérieurement vérifiée par la plupart des observateurs et qui font partie des faits définitivement acquis à la science.

Fodéré distingue dans les Alpes, les grandes Alpes, formées de gros blocs de granit ou de pierre calcaire, qui peuvent être appelées à juste titre montagnes primitives, et les Alpes inférieures qui bordent les flancs des premières, et sont toutes formées de couches de grès, de schiste calcaire, de stéatite, qu'on peut appeler à bon droit montagnes secondaires.

Les vallées, renfermées par ces montagnes, forment pendant 3 ou 4 lieues un plan fort incliné à l'horizon, que Fodéré appelle *vallée sub-alpine* et « où il n'y a absolument ni goîtreux ni crétins, excepté qu'ils » n'y aient été transportés. Ces maladies commencent à s'apercevoir » depuis le point où l'inclinaison est moins sensible jusqu'à l'endroit » où la vallée s'ouvre dans les plaines et où pareillement on n'observe » plus ni goîtreux ni crétins. » Cet espace intermédiaire, Fodéré le nomme vallée *sub-sub-alpine* ; « et il diffère, en effet, autant des vallées » sub-alpines, soit par les qualités de son sol et de ses montagnes, » soit par les maladies qui y sont endémiques, soit par sa température, » qu'une journée caniculaire diffère d'un beau jour de printemps (p. 161).

» En parcourant les pays où cette maladie (le goître) est endémique, » on ne la trouve, dit Fodéré, ni sur les hauteurs, ni dans les grandes » plaines ouvertes de toutes parts ; mais, dès qu'on arrive dans un ber- » ceau étroit et profond, creusé par un torrent, dont l'eau qui s'est filtrée » par-ci, par-là, a formé un terrain marécageux ; dès qu'on entre dans » des vallons étroits et creusés profondément, où la chaleur est con-

» centrée et où le sol, favorable à la végétation, est garni d'arbres » à fruits, ou recouvert de marécages, on découvre tout de suite des » figures humaines empâtées, goîtreuses et crétines plus ou moins. » Dans les voyayes que j'ai faits à ce sujet, j'ai trouvé partout la » même chose; dans la Maurienne, la Tarentaise, le Chablais, le » Faucigny, le duché d'Aoste, le Valais, la haute Provence, le Dau- » phiné, etc., je n'ai vu des goîtreux que là où sont des arbres à fruits » en abondance, ou bien des marécages, ensemble avec la dimension » étroite et enfoncée du local. A mesure que je m'élevais dans les » montagnes, ou que je descendais dans les grandes plaines, le goître » devenait moins commun. Ainsi, par exemple, dans la Maurienne, » depuis Aiguebelle jusqu'à Modane, il y a beaucoup de goîtres, et » jusque-là on cultive des arbres à fruits. Depuis Modane jusqu'au » mont Genis, le sol ne leur étant plus propre, on ne voit qu'une » étendue de terrain à nu et que des sapins sur les hauteurs; de » même l'on ne trouve plus de goîtreux dans tout cet espace, à moins » qu'il n'en soit venu des lieux bas.

» Ainsi, dans le Valais, la partie du bas Valais la plus recouverte » d'arbres à fruits, telles que Sider, Sion et leurs environs, est la plus » affligée du goître et du crétinisme ; tandis qu'à mesure que la vallée » s'évase et qu'on n'est plus exposé à la réverbération des rochers » voisins, ces deux maladies disparaissent à un tel point, qu'il sem- » blerait que la nature ait elle-même autorisé le haut Valais à dominer » sur la partie basse du pays, etc., etc. » (P. 97-99.)

Fodéré ajoute :

« Il n'est pas nécessaire d'être né près des Alpes (comme l'ont cru » ceux qui ont écrit sur les maladies endémiques) pour être goîtreux » ou crétin, il suffit de se trouver dans une vallée disposée avec les » conditions dont j'ai parlé dans le chapitre précédent.

» Ainsi on voit de ces maladies dans le Gévaudan et quelques » autres vallées des Cévennes, quoique très-éloignées des Alpes, parce

» qu'elles forment des berceaux couverts de feuillage, ainsi que les
» vallées que j'ai nommées *sub-sub-alpines.* »

Les observations de M. Marchand dans les Pyrénées ont confirmé les vues de Fodéré, pour ce qu'elles ont de plus général.

« L'humidité du sol est considérable dans le plus grand nombre des
» villages des vallées inférieures. Nous avons vu des sources nom-
» breuses jaillir dans les rues, les jardins et jusque dans les maisons.
» A l'époque de la fonte des neiges, ou après des orages et des pluies
» prolongées, les rues sont souvent converties en lits de torrents,
» qui y coulent pendant plusieurs jours, souvent même plusieurs
» mois. Il n'est pas rare que l'eau pénètre dans l'intérieur des habita-
» tions et qu'elle y séjourne pendant un temps plus ou moins
» long.

» L'humidité du sol est moindre dans les villages bâtis sur les pentes,
» à cause de l'écoulement plus facile et plus immédiat des eaux;
» l'humidité est encore moindre dans ceux des vallées supérieures
» qui sont toujours plus petites que les inférieures et dont le plateau
» présente plus d'inégalités de terrains, des pentes plus rapides. »

M. Marchand, tout en confirmant de ses propres observations la plupart des vues de Fodéré sur le rôle de l'humidité, n'accepte pas dans toute leur étendue les inductions du savant savoisien. Voici ses conclusions :

« L'humidité du sol, celle de l'atmosphère, semblent jouer un très-
» grand rôle dans la production du goître et du crétinisme; cette
» double condition hygiénique peut être considérée comme une de
» celles qui coïncident le plus fréquemment dans les Pyrénées avec la
» présence du goître et du crétinisme, et encore cependant manque-t-
» elle dans quelques villages dont les habitants sont décimés par ces
» affections. L'humidité de l'atmosphère, si on l'invoquait comme une
» cause déterminante nécessaire, nous permettrait d'expliquer assez

» facilement pourquoi le goître et le crétinisme ne sont endémiques » que dans les vallées basses et profondes. »

Le rapport de la Commission sarde n'attribue à l'humidité de l'air dans l'étiologie du crétinisme qu'un rôle accessoire et secondaire, en se fondant principalement sur ce que des pays très-humides, la Hollande par exemple et les îles entourées d'eau de toutes parts (1), comptent très-peu ou point de crétins. Toutefois, il constate la généralité du fait de l'altération de l'air, surtout par excès d'humidité, dans les localités où le crétinisme est endémique.

« L'air, d'ordinaire sec et pur sur les points élevés des montagnes, » est, le plus souvent dans le fond des vallées, où règne le crétinisme, » surchargé d'humidité à cause de l'évaporation continuelle des eaux » qui s'y accumulent en abondance, tantôt encaissées en torrents » rapides, tantôt débordées en marais étendus. La fréquence des » brouillards se fait sentir dans tous les pays infectés de crétinisme » endémique, non-seulement à la fin de l'automne, mais encore pen- » dant toute l'année. Cette condition est si générale dans les vallées du » duché d'Aoste, que Foderé n'hésite pas à lui attribuer principale- » ment la dégénération de la race humaine qui s'y observe. On en peut » dire autant des autres vallées infectées et même des pays de plaine » dans lesquels cette dégénération est endémique. Dans les plaines » de Coni et de Saluces et dans les pays-plats du Canavésan, on » remarque des crétins dans les bourgs et les villages rapprochés de » quelque fleuve ou de quelques étangs, ou bien situés au milieu de » pays très-boisés ou de prairies continuellement irriguées. L'humidité » est si forte, dans ces localités, que les arbres et les murs des maisons

(1) Les bords de la mer, probablement à cause de l'iodaration de l'air, semblent jouir d'une sorte d'immunité en ce qui concerne le goître et le crétinisme. « L'intensité du crétinisme dans une région, avons-nous dit, paraît être, toutes choses égales d'ailleurs en raison directe de la distance à la mer. C'est vers le centre des continents et des grands massifs de montagnes que l'endémie sévit avec le plus d'intensité » (art. *Crétinisme* du *Dict. de méd. et de chir. pratiques*, t. X, p. 223.) L. L.

» sont recouverts de lichens et de mousses. Dans d'autres régions où » les crétins abondent, comme aux Millières dans la Haute-Savoie, » et près de Domancy dans la vallée de l'Arve, l'air n'est pas » seulement surchargé de vapeurs aqueuses, mais il est rendu plus » délétère encore par des miasmes qui se dégagent des marais voisins » et qui y sont entretenus par d'épaisses oseraies, lesquelles s'oppo- » sent à une libre ventilation. » (P. 173-174.)

M. Niepce a reproduit, à peu près dans les mêmes termes, les observations et les conclusions consignées dans le rapport de la Commission sarde, relativement à l'influence de l'altération de l'air surtout par excès d'humidité.

Il a étendu ses observations aux départements français de l'Isère, des Hautes et des Basses-Alpes.

Il insiste sur le fait de l'excès d'humidité dans les régions infectées par le goître et le crétinisme :

« Dans ces contrées, l'hygromètre atteint souvent 100°, ou se » rapproche si près de ce chiffre que l'on peut dire que la saturation » de l'air est presque constante. » (P. 303.)

« Dans certaines vallées, dans celle d'Aoste, dans celle de l'Isère, » dans quelques-unes des Hautes-Alpes, dans la plupart de celles » du département de l'Isère, dans les plaines de Novarre, de » Saluces, les habitations, entourées d'arbres touffus, situées au milieu » des prairies continuellement irriguées, cernées de tous côtés par » des amas de fumier, d'immondices, de cloaques infects de toute » espèce, sont enveloppées d'un air tellement humide, que les rayons » du soleil ne pouvant pénétrer à travers l'épais feuillage des arbres » fruitiers, et venir ainsi détruire les effets de cette humidité, les murs » sont couverts de mousse. Les malheureux qui les habitent pré- » sentent tous une physionomie plus ou moins étiolée : aussi beaucoup » d'entre eux sont-ils goîtreux ou crétins. » (P. 307.)

M. GOSSE (1) a été conduit, par ses recherches sur les causes du goître et du crétinisme, à penser que c'est moins la composition géologique et chimique du sol que la qualité physique du terrain superficiel qui produit la prédisposition au goître et au crétinisme, en favorisant un excès d'humidité.

« Plus le terrain est perméablo et poreux, moins il permet à l'hu-» midité de séjourner au niveau du sol; plus il est compacte et dense, » plus il empêche l'eau de s'écouler vers le bas. Aussi voit-on le goître » endémique disparaître dans les terrains rocailleux et calcaires, faci-» lement perméables et peu hygrométriques... Mais il se développe le » plus fréquemment dans les terrains schisteux et tufeux, dans les » formations de molasse, sur les terrains d'alluvion, où se trouvent » presque constamment des couches d'une terre argileuse compacte » formée par les détritus de roches ardésiennes, qui non-seulement » conserve longtemps l'humidité, mais qui n'étant pas perméable, main-» tient l'eau à la surface du sol et alimente de nombreuses sources. » (P. 23.). M. Gosse applique le même raisonnement à la configuration du sol.

Par ses remarquables recherches sur le goître et le crétinisme dans le département du Bas-Rhin, M. TOURDES s'est trouvé amené à considérer l'influence marécageuse comme le fait dominant de l'étiologie du goître dans les pays où il a étudié cette affection endémique.

« L'observation a démontré, dans le département du Bas-Rhin, » que le goître et le crétinisme ont pour siége d'élection les bords du » Rhin et de l'Ill, pays d'alluvion, bas et inondé, où les marécages » exercent encore sur une large échelle leur influence délétère. La » ville de Strasbourg est située au milieu de cette région à goître; au-» dessus d'elle, comme au-dessous, se trouvent des cantons où l'en-» démie va jusqu'au crétinisme.

(1) *De l'étiologie du goître et du crétinisme*, Genève, 1853.

» Pour la banlieue, le doute n'est plus possible ; la Robertsau et le » Neuhof, où l'on rencontre des goîtreux et des crétins, présentent » encore de nombreux marécages. De vastes terrains, habituellement » en culture, sont fréquemment inondés ou détrempés par les eaux » d'infiltration ; ils deviennent momentanément de véritables marais » dont l'action ne peut être méconnue. Les fièvres intermittentes sont » toujours la maladie dominante dans cette partie de la banlieue de » Strasbourg. On y consomme d'énormes quantités de quinine.

» La ville de Strasbourg ressent-elle aussi l'influence palustre ? On » peut le supposer en examinant sa topographie. Tout un côté de la » ville, formant plus du tiers de sa circonférence, regarde les régions » à marais ; aux portes même de la ville commencent les terrains » bas et humides de la Robertsau et du Neuhof. Les fossés de la place » dont les eaux ont un faible courant et un niveau variable, peuvent » encore être considérés comme de véritables marécages ; leurs ber- » ges, souvent desséchées, sont recouvertes par un limon vaseux qui » exhale une odeur fétide...

» Un rapport nous paraît exister entre la fréquence du goître et l'in- » tensité de l'action marécageuse ; l'endémie, très-faible dans la ville, » est plus prononcée dans la banlieue, où les fièvres intermittentes se » développent dans des proportions considérables. L'assainissement » du sol, qui a diminué le nombre et l'activité des marais, coïncide » avec une réduction notable dans la fréquence des fièvres intermit- » tentes et du goître ; la même décroissance a été observée dans le » reste du département. »

En éliminant de ces observations et des inductions que M. Tourdes a cru pouvoir en tirer, l'élément miasmatique et la corrélation avec les fièvres intermittentes, ce qui reste, c'est la coïncidence du fait de condition d'humidité permanente avec le fait de développement du goître.

J'ai déjà eu l'occasion de signaler, dans ce rapport, les résultats des observations météorologiques qui ont confirmé, pour le département du Bas-Rhin, les observations précises faites par Fodéré dans le duché d'Aoste et par M. Niepce à Allevard.

C'est après avoir exposé les résultats de ses recherches, dans son hydrographie médicale, que M. Tourdes résume ainsi qu'il suit ses conclusions sur la corrélation de la cause et des effets :

« Des cours d'eau nombreux, un sol d'alluvion, des pluies abon- » dantes, une atmosphère chargée de vapeurs, tels sont les traits d'un » climat humide, et nous les trouvons réunis dans le climat du Bas- » Rhin. Mais ces caractères généraux n'appartiennent pas au pays » tout entier ; ils varient suivant les localités et les altitudes ; la plaine » et les vallées sont humides ; une atmosphère plus sèche baigne les » collines et les plateaux élevés des montagnes. C'est aux rives du » Rhin et de l'Ill, c'est à la région des alluvions modernes que s'ap- » plique surtout la juste réputation d'humidité, attribuée au climat de » Strasbourg. L'humidité du sol et de l'atmosphère influe nécessaire- » ment sur la constitution des habitants ; elle développe le système » lymphatique et les affections qui en dépendent ; réunie à d'autres » causes, elle fait naître les scrofules et les tubercules, le goître et » même le crétinisme ; l'influence palustre s'étend sur une partie de » cette région. » (P. 25.)

Ce qu'il y a de fondamental dans toutes ces observations de divers savants, en divers lieux, et de principal, dans les inductions qu'ils en ont tirées, est généralement confirmé par les études de la plupart des autres observateurs, notamment par celles auxquelles se sont livrés MM. Ferrus, Morel et Vingtrinier.

M. Ferrus s'est convaincu personnellement et à plusieurs reprises que l'humidité est une des causes les plus actives du goître et du crétinisme dans le Valais et les Pyrénées.

Parmi les conditions d'insalubrité signalées au premier rang dans la ville de Rosières (Meurthe), où le goître et le crétinisme existent à un notable degré, se trouve réalisée la condition d'humidité excessive, entretenue, dans un sol alluvionnaire, par les infiltrations de plusieurs cours d'eau, et favorisée, pour certains quartiers, par un rapprochement plus grand des cours d'eau, par une situation plus déclive, par la disposition défectueuse des habitations.

Dans le département de la Seine-Inférieure, loin des pays de montagnes, où se développe, où se cantonne le goître endémique, qu'y ont observé et étudié MM. VINGTRINIER et MOREL ? Dans une presqu'île de la Seine, sur un sol alluvionnaire, dans des villages abrités par des coteaux, mal bâtis, enveloppés par les brouillards, entourés d'arbres, parcourus par des fossés, mal ventilés, insuffisamment éclairés.

Les recherches que poursuit encore aujourd'hui M. Morel dans cette région ne tendent-elles pas à démontrer dans les villages et même dans les habitations isolées, d'une part, l'existence de ces conditions insalubres parmi lesquelles prédominent l'humidité de l'air et l'insuffisance de son renouvellement, d'autre part la puissance de leur aptitude à favoriser le développement du goître ?

Il serait superflu d'insister sur le nombre immense des faits particuliers qui démontrent la part principale que l'excès de l'humidité dans l'air prend communément à la production du goître, même accidentel, atteignant les individus isolément, ou se développant avec les caractères d'une sorte d'épidémie dans des agglomérations plus ou moins considérables d'habitants: hôpitaux, casernes, prisons, etc. (1).

(1) On n'a pas, selon nous, suffisamment tenu compte de l'influence de l'agglomération sur la production du goître. Voici, entre autres documents, un fait qui montre combien cette cause peut augmenter l'intensité de l'endémie.

Le 17 juillet 1866, lors d'une tournée d'inspection dans la maison centrale de Riom (Puy-de-Dôme), je procédai en présence du médecin et du directeur de la prison à l'examen de tous les détenus au nombre de 800. Sur ce chiffre, nous en comptâmes 259 qui portaient des goîtres, gros, moyens ou petits, ces derniers beaucoup plus nombreux : ce qui donne une proportion de 36 pour cent. Or,

La condition d'humidité considérable et permanente dans le sol et dans l'air atmosphérique ne suffit pas généralement à elle seule pour favoriser et surtout pour déterminer le développement du goître endémique. Il faut, d'après les faits les plus constants, pour atteindre cette efficacité étiologique qu'elle s'associe à d'autres conditions topographiques et météorologiques, qui ne se rencontrent pas réunies dans les pays simplement humides, où d'après les résultats de l'observation le goître endémique ne se produit pas.

Déjà plusieurs fois il a été fait allusion à ces conditions spéciales liées soit à la situation et à la configuration des lieux, soit à la disposition des habitations et de leurs dépendances, conditions qui se résument en une influence d'insuffisance dans le renouvellement de l'air et dans l'action de la lumière.

Une appréciation générale des caractères offerts par les contrées où règnent le goître et le crétinisme, permet de reconnaître qu'elles diffèrent sensiblement, sous ce double point de vue, des contrées qui ont le bénéfice de l'immunité.

d'après le rapport que M. le Dr Aguilhon a présenté, le 3 avril 1864, au conseil d'hygiène de l'arrondissement de Riom, la proportion des cas de goître chez les hommes adultes (obtenue par le dépouillement des procès-verbaux des conseils de révision de 1833 à 1852) n'aurait été à cette époque dans la ville de Riom que de 3.25 pour cent, c'est-à-dire 40 fois moins (proportion qui se rapproche beaucoup de celle qu'a obtenue M. Baillarger pour la période 1850-1865. (*Enquête sur le goître et le crétinisme*, p. 133.)

Je dois ajouter que la maison centrale de Riom reçoit les condamnés des départements circonvoisins où le goître est en général endémique à des degrés divers.

J'ai pu m'assurer, d'ailleurs, que le plus grand nombre des goîtres constatés chez les détenus avaient été déterminés par le séjour dans la prison; ils apparaissent très-rapidement chez les nouveaux arrivants, le plus souvent dans les premiers mois.

Le régime est pour beaucoup assurément dans cette fréquence exceptionnelle des cas de goître dans la prison de Riom; mais il n'en est pas la seule cause: à la même époque, nous avons constaté un fait à peu près analogue à l'asile des aliénés de Clermont où le régime alimentaire est très-convenable: sur 277 femmes, nous y avons compté 73 cas de goître, c'est-à-dire plus de 26 pour cent. L. L.

3° *Étroitesse et profondeur des vallées. — Absence de renouvellement de l'air. — Émanations miasmatiques.*

En effet, l'étroitesse et la profondeur dans les vallées moyennes des montagnes, les nombreuses et brusques inflexions qu'elles présentent dans leur direction, et leur terminaison en impasse au pied d'escarpements d'une grande hauteur, soustraient généralement l'atmosphère, qu'elles renferment, non pas au double courant du matin et du soir, qui appartient à toutes les vallées dans les hautes montagnes, non pas à une agitation plus ou moins considérable sur place, mais bien aux grands déplacements de la totalité de leur masse, qui sont les conditions d'un renouvellement réel de l'air, et qui se manifestent habituellement faciles, énergiques et efficaces, dans les vallées supérieures des montagnes, dans les vallées très-larges qui en débouchent sur les grands plateaux montagneux, et surtout dans les pays de plaines.

Ces conditions défavorables au renouvellement de l'air, dans la masse atmosphérique que renferment les vallées étroites et profondes, sont rendues plus activement nuisibles à leurs habitants, à raison de ce que le renouvellement partiel des portions de cette atmosphère, où ils respirent, est entravé par la mauvaise disposition des habitations et par un développement de végétation à leur contact, dont on ne peut se faire une juste idée qu'après l'avoir vu.

Il faut encore ajouter que cet air, dont le renouvellement est rendu par ces circonstances si difficile et si incomplet, est un air fréquemment vicié par les émanations que produisent les décompositions végétales et animales soit au contact même des habitations, dans un sol constamment humide, dans des flaques d'eau, dans des amas d'immondices, soit à une distance plus ou moins rapprochée, dans des marécages.

Voilà ce qu'offrent généralement les localités habitées, dans les vallées moyennes des montagnes, et ce qu'on retrouve, au moins pour ce qu'il y a de plus essentiel, dans certaines régions des grandes vallées et des plaines où le goître se produit.

Ces caractères ont été généralement signalés par tous les observateurs.

« Dans les vallées moins infectées de crétinisme, dit le rapport de
» la Commission sarde, la condition de l'air atmosphérique est cor-
» rigée par des vents, la plupart périodiques, qui soufflent le matin
» d'amont en aval et le soir en sens contraire. Dans les vallées plus
» rétrécies et dans les angles rentrants qu'elles forment, cette ventila-
» tion est moindre, si elle ne manque pas tout à fait. L'action du vent
» y est circulaire, en forme de tourbillon, de manière à rapporter
» continuellement l'humidité et les miasmes qu'il avait dissipés pour
» un instant. Ainsi dans la vallée de Valpelline, dans le duché
» d'Aoste, dans celle de Bozel en Tarentaise près de Villard-Goîtreux,
» et dans la commune de Servoz en Faucigny, le vent souffle perpé-
» tuellement, mais en tourbillon, et un air qui est toujours le même
» ne saurait se purifier.

» La libre action des vents se trouve aussi très-gênée par les bois
» épais qui entourent la plupart des villages les plus fortement infec-
» tés de crétinisme ; elle est aussi contrariée par la disposition des
» maisons...

» Il faut ajouter à cela l'observation, faite par plusieurs auteurs,
» que, tandis que sur les hautes cimes et dans le fond des vallées, on
» sent un courant d'air continu, sur les coteaux de moyenne élévation
» l'air reste immobile ; d'où il résulte que, dans les vallées resserrées
» et profondes, l'air atmosphérique, quoique souvent agité par les
» vents, n'est cependant pas autant purifié ni renouvelé que dans les
» pays plats et exposés au soleil, car si les vents ne sont ni aussi fré-
» quents ni aussi forts dans ces derniers, au moins peuvent-ils les
» parcourir en tous sens sans aucun obstacle. » (P. 174.)

4° *Insuffisance de l'insolation.*

La condition de l'insuffisance de l'insolation se retrouve généralement associée aux conditions de permanence d'humidité et d'altération de l'air par défaut de renouvellement et par émanations miasmatiques, dans les localités atteintes par le goître et le crétinisme, et, sous ce point de vue encore, on peut reconnaître, pour les pays de montagnes, entre les hauts lieux, les vallées moyennes et les vallées inférieures, des différences corrélatives à l'absence et à la présence, à divers degrés, de ces affections endémiques, et d'ailleurs étroitement liées aux deux autres conditions dont l'influence étiologique a été mise en évidence.

C'est dans les vallées moyennes et dans les petites vallées secondaires qui y débouchent, que se trouvent réalisé, par suite de leur étroitesse et de leur profondeur, à un degré dont on ne peut se faire une idée exacte dans les pays de plaines, le fait de l'insuffisance de l'insolation, dont la science ne peut méconnaître la portée comme condition défavorable à l'exercice normal des fonctions nutritives, surtout dans leur rapport avec le développement des organes suivant le type normal.

Le raccourcissement de la durée de la présence du soleil sur l'horizon et par suite de l'action directe de la lumière, porte sur toutes les expositions, avec toutes les variations qui dépendent, pour les diverses localités, de toutes leurs différences d'orientation.

Mais pour certaines localités, par suite de leur situation au pied d'escarpements d'une hauteur exceptionnelle, dans les anfractuositées formées par les saillies des montagnes et par les angles rentrants des inflexions de vallées, l'action directe de la lumière, lorsqu'elle n'est pas complétement supprimée, se trouve réduite à la durée de courts instants dans un petit nombre de jours.

5° *Mauvaises dispositions des habitations.*

Les dispositions signalées dans les habitations et leurs dépendances, par rapport à leur influence sur le renouvellement de l'air, ont une non moins puissante efficacité comme obstacle à l'action de la lumière ; et c'est par ces dispositions qu'on peut comprendre, pour toutes les localités de ces contrées et aussi pour celles dont l'exposition est la plus favorable, comment là où se rencontrent encore pour la végétation des conditions de vie florissante, l'action indispensable de la lumière fait plus ou moins complétement défaut à l'homme, avec toutes les conséquences favorables à la dégénérescence de l'espèce.

Ce sont les mêmes dispositions dans les habitations et leurs dépendances, associées souvent à une configuration topographique qui restreint à la fois le renouvellement de l'air et l'insolation, que présentent habituellement, dans les pays de plaines, les localités atteintes par le goître endémique.

Il y a lieu de remarquer que la longueur des hivers, la plus grande rareté de la sérénité du ciel, la fréquence des brouillards, concourent, dans les vallées moyennes des montagnes, avec leur configuration, pour restreindre l'action solaire.

Enfin, il est important de tenir compte encore de deux circonstances, qui sont de nature à exagérer très-sensiblement l'influence pernicieuse de l'altération de l'air par excès d'humidité, par défaut de renouvellement et par viciation miasmatique et de l'insuffisance de l'insolation.

6° *Intensité et concentration de la chaleur.*

Dans les vallées moyennes des pays de montagnes, durant l'été, la chaleur se développe avec une très-grande intensité, de manière à favoriser la végétation et même à permettre sur les coteaux les mieux exposés, la maturation du raisin. Mais, d'après le témoignage des habitants, l'homme a beaucoup à souffrir dans son activité vivante et dans sa santé, de l'influence énervante d'une chaleur humide dans l'atmosphère concentrée du fond et des anfractuosités de ces vallées, et des miasmes dont le dégagement est suractivé à la surface du sol.

Une action non moins défavorable se continue, durant la saison froide, pour les habitants des maisons où, en vue de se soustraire à la rigueur du froid, les familles s'entassent pêle-mêle avec leurs bestiaux, dans l'étage à demi souterrain qui leur sert d'étable commune.

7° *Faits à l'appui de l'influence de ces diverses causes. — Opinion des auteurs.*

Les faits qui attestent la réalité de l'existence de ce concours de conditions anti-hygiéniques dans les loclités atteintes par le goître et le crétinisme, se trouvent dans tous les auteurs qui ont étudié sur place les causes de ces affections, et dans tous les ouvrages consacrés à leur histoire.

Il y est fait fréquemment allusion dans les citations textuelles d'auteurs que j'ai eu l'occasion d'introduire dans ce rapport; quelques passages, empruntés aux observateurs dont le témoignage a le plus d'autorité, suffiront pour compléter la preuve.

Fodéré, qu'il est toujours important d'étudier et de citer, non-seulement parce qu'il a appliqué à une étude approfondie de la question dans des pays infectés où il est né, qu'il a longtemps habités, ses éminentes qualités d'observateur instruit et judicieux, mais encore parce que ses observations et ses vues constituent à beaucoup d'égards comme le fond, la substance, ou au moins le point de départ de tout ce qu'on a écrit depuis; Fodéré admet que la cause du goître et du crétinisme est réalisée par l'association de la chaleur et de l'humidité dans l'air atmosphérique. Il s'appuyait, pour justifier cette opinion, sur les conditions offertes par les vallées appelées par lui *sub-sub-alpines*. Aux caractères par lui assignés à ces vallées, il ajoute ceci :

« A cette humidité atmosphérique se joint, en printemps, en été et en » automne, une grande chaleur occasionnée par la réverbération des rocs » qui forment les cloisons de nos vallées basses; d'où résulte une chaleur » humide, qui fait de ces vallées des espèces de bains de vapeur. (P. 100.)

« Cette température douce donne une assez grande fertilité au sol de » ces vallées, mais la prodigieuse quantité d'arbres fruitiers dont il a » été de tout temps garni, jointe aux marais qui s'y rencontrent natu» rellement, à l'évaporation des eaux de la rivière, en rendent nécessai» rement l'atmosphère très-humide ; de sorte que nous pouvons dire » qu'il y a constamment en été une chaleur humide qui, si elle est utile » à la végétation, est très-nuisible aux animaux par le relâchement » qu'elle occasionne. »

Fodéré complète le tableau des conditions météorologiques propres à ces contrées, en insistant sur les circonstances accessoires qui y entretiennent une humidité constante.

« Les vents sont ordinairement très-propres à balayer l'humidité, » mais, dans ces vallées, ils ne le peuvent pas. En effet, d'après leur » disposition tortueuse, ils sont obligés d'y arriver par des gorges, mais » ne rencontrant pas une autre gorge à enfiler en droite ligne (car au» cune gorge ne correspond à une autre gorge opposée), ils vont » frapper contre la montagne vis-à-vis, qui les renvoie à une autre » montagne, et ainsi successivement, jusqu'à ce qu'ils aient trouvé » dans leur trajet une nouvelle gorge à emboucher, ou qu'ils se soient » perdus dans les plaines. Or, de la grande proximité des montagnes, » de la quantité d'arbres à fruit dont leur base est garnie, il résulte » que les brouillards et les nuées font un plus long séjour dans ces can» tons que dans un pays de plaines ou plus évasé, ou sur un sol nu et » plus élevé. (P. 165.)

» ..... Si les vents poussent devant eux les nuées, ce n'est que pour » leur faire décrire une route égale à la leur; en fuyant devant le » vent, elles rencontrent dans leur ascension de la plaine à la hauteur, » des arbres touffus et des habitations; elles s'y arrêtent, s'attachent » aux feuillages et ne disparaissent qu'après un intervalle de temps » beaucoup plus long que l'atmosphère, déjà humide, prête moins à » l'évaporation. Aussi, après un jour de pluie, quand le soleil dore déjà » le sommet des montagnes, le voyageur craint-il encore le mauvais » temps, parce qu'il voit la base de ces montagnes et les habitations » plongées dans d'épaisses nuées qui ne se dissipent qu'à la longue et » en grande partie par l'absorption qu'en fait la face inférieure des » feuillages, qui le rend la nuit : ce qui est un nouveau surcroît d'aug- » mentation d'humidité. Joignons à ces causes le voisinage des rivières, » des torrents et des marécages; la construction basse des maisons et » leur malpropreté; la boue, le fumier et les immondices qui entourent » les habitations dans les hameaux : des chemins bas et non pavés; des » arbres touffus et des treillages répandus partout, et ce dans une vallée » étroite et profonde. » (P. 166.)

Voici les observations de faits consignés par la COMMISSION SARDE dans son rapport :

« La mauvaise qualité de l'air qu'on remarque souvent dans les pays » infectés, empire encore en été par l'effet de la température. Vers » l'heure de midi, soit à cause de la réverbération du soleil, soit à cause » de l'immobilité des vents, soit à cause de l'action directe du soleil, » la température devient si ardente que la respiration en souffre. Au » contraire, le matin et le soir, même dans les mois les plus chauds, on » peut dire que l'air est froid. Il est facile de concevoir combien cette » alternative de chaud et de froid, dans un pays où l'air est continuelle- » ment humide et imprégné de miasmes, est nuisible à la santé des » habitants; en effet, ceux-ci sont languissants, affaiblis et énervés

» à tel point, que se mouvoir est pour eux une véritable fatigue.

» Ces variations de température en hiver, quoique plus rares à l'air » libre, deviennent plus fréquentes pour les habitants, à cause du sé» jour que presque tous font dans des étables, trop petites pour contenir » le bétail et toute la famille, et dans lesquelles la température s'élève » en conséquence à 20 degrés et plus.

» Dans la Maurienne, dans les vallées secondaires du duché d'Aoste, » à l'embouchure de la vallée d'Arve et dans d'autres lieux où les cré» tins abondent, les villages sont cachés derrière les prolongements » des montagnes, en sorte qu'ils restent entièrement privés de l'action » directe de la lumière solaire pendant plusieurs mois de la saison » froide, et qu'ils n'en jouissent à peine dans l'été que deux ou trois » heures par jour.» (P. 175.)

Après avoir indiqué tout ce qu'offrent de contraire aux lois de l'hygiène et de défavorable à la conservation dans l'air des qualités indispensables à l'entretien de la santé, la situation, l'exposition des villages, la distribution, la disposition des maisons et de leurs dépendances, la Commission sarde insiste avec force sur ce qu'a de particulièrement nuisible l'habitation des étables.

« C'est dans les étables que les habitants passent la plus grande par» tie de leur vie; la construction de ces étables est partout si défec» tueuse qu'elles ne peuvent qu'être nuisibles à la santé des habitants. » Cette cause d'insalubrité est peut-être la plus générale de toutes. Des » murailles très-épaisses sont faites de pierres mal cimentées et mal » liées entre elles. Elles sont toutes basses, quelquefois tellement qu'un » homme de taille ordinaire a de la peine à s'y tenir debout sans baisser » la tête. Elles sont aussi presque toutes fort étroites et peuvent à peine » recevoir le bétail et la famille. Le sol des étables, particulièrement » dans la vallée d'Aoste, n'est ni planchéié, ni pavé, et se trouve pres» que toujours au-dessous du niveau du sol; la terre nue qui forme le » pavé, continuellement imprégnée des excréments des animaux, con-

» coure, avec leur transpiration et leur haleine, à y maintenir toujours » l'humidité à un très-haut degré. Le principal défaut de ces étables » consiste dans l'insuffisance des ouvertures, laquelle empêche la » lumière de pénétrer et l'air de circuler. On peut dire qu'elles man- » quent tout à fait de fenêtres, à moins qu'on ne veuille donner ce nom » à un ou deux trous quadrilatères de quelques centimètres de largeur, » munis ordinairement d'un mauvais châssis rempli par du papier » huilé, mobile quelquefois, mais généralement fixe. Les portes sont » presque toujours étroites et basses, en sorte qu'un homme de moyenne » taille ne peut guère y entrer sans se baisser.

» Il est inutile de démontrer comment, dans l'hiver spécialement, » l'air se corrompt par l'effet de ces dispositions, puis par la présence » continuelle des animaux et par les émanations insupportables de la » litière pourrie qu'on change très-rarement. Il faut ajouter encore à » ces circonstances l'usage constant des habitants de ces étables de ne » pas ouvrir les soupiraux dont elles sont pourvues et même de boucher » hermétiquement toutes les petites fissures qui pourraient donner » passage au froid.

» C'est dans de pareilles étables que toute la famille s'agglomère : » les enfants y demeurent tout le jour, accroupis et immobiles dans un » coin ; la nuit ils y dorment ordinairement dans quelque espace inoc- » cupé d'une crèche. Les adultes se ramassent sur une espèce d'écha- » faudage couvert d'un peu de paille sale et le plus souvent de feuilles » sèches de hêtre et de châtaignier. Les uns et les autres se déshabillent » rarement pour dormir ; ceux qui sont le plus aisés ont un linceul » pour toute l'année. Pendant l'hiver, qui dure sept mois environ dans » ces pays, les femmes et les enfants sont condamnés à rester dans ces » étables ; les hommes même n'en sortent que pendant le peu de mo- » ments qu'ils emploient à fendre du bois ou à se livrer à quelque autre » petit travail de campagne.

» La température de ces habitations, même quand elles sont dépour-

» vues de poêles, s'élève dans l'hiver au-dessus de 20°R.; aussi n'est-il » pas rare que du dedans au dehors il y ait la différence de 30° R., et » plus. Les fumiers et les cloaques sont le plus souvent devant l'entrée » des maisons, afin d'être mieux surveillés par le propriétaire; à chaque » angle de maison et sur la voie publique, on marche sur de la litière » qui est expressément étendue pour retenir les immondices et servir » ainsi à l'engrais des champs. On sent à distance la mauvaise odeur » qui s'émane de ces ordures et qui enveloppe, pendant l'été surtout, » le village tout entier. » (P. 183-184.)

Ce tableau saisissant, dont j'ai souvent vérifié l'exactitude dans les villages des Alpes où sévissent au plus haut degré les endémies du goître et du crétinisme, se retrouve, au moins pour les traits essentiels, dans les descriptions, faites par les auteurs, des localités atteintes par les endémies dans les autres pays de grandes montagnes, dans les pays moins fortement accidentés et même dans les plaines. Et ce qui ressort partout de l'ensemble des faits dépeints, c'est le concours de trois conditions principales d'insalubrité : l'excès d'humidité, l'altération de l'air par l'insuffisance de renouvellement et par viciation miasmatique, et l'insuffisance de l'insolation.

8° *Insalubrité des eaux.*

A ces trois conditions s'ajoute spécialement, dans les lieux où se produit le goître endémique, l'insalubrité des eaux. Déjà dans ce rapport l'influence de cette cause a été étudiée isolément, et spécialement au point de vue de la valeur des théories étiologiques exclusives. Il est utile de rattacher, en la précisant autant que possible, cette influence à celles avec lesquelles elle se trouve très-habituellement associée et avec lesquelles elle concourt pour déterminer ou favoriser le développement de l'endémie goîtreuse.

Jusqu'à ce que des expériences scientifiquement instituées aient infirmé, s'il y a lieu, la propriété de produire directement le goître qui est attribuée à plusieurs sources en divers pays, il sera difficile de contester que l'usage de certaines eaux puisse être une cause déterminante du développement accidentel du goître chez les individus qui en font leur boisson habituelle. Et dès lors il serait impossible de refuser une part d'influence à la nature des eaux potables, même comme cause directe du goître endémique.

Ce qu'il paraît y avoir de plus certain sur la nature des eaux, qui auraient par excellence la propriété de produre le goître, c'est la présence, dans ces eaux, d'une proportion considérable de sels calcaires, révélée par le fait des dépôts tufeux qu'elles produisent, dans leur cours, à la surface du sol au contact de l'air.

On pourrait admettre, plutôt par analogie avec les résultats généraux de l'observation qu'à raison de preuves directes, que cette aptitude à produire le goître pourrait dépendre, dans ces sources, non pas seulement du fait de la proportion considérable, mais encore de la qualité même des principes chimiques que contiennent ces eaux, et notamment de la prédominance du sulfate de chaux, ou de sels magnésiens, et de l'absence de l'iode.

Il a été déjà fait allusion à l'influence qui a été attribuée aux eaux potables à raison de ces divers caractères de leur composition, et à quelques-uns des faits particuliers qui ont motivé les opinions favorables à la réalité de cette influence étiologique.

Il serait superflu d'en compléter l'énumération par l'indication des localités du Wurtemberg et de la Suisse, où l'opinion publique a consacré cette influence de certaines sources, en les désignant sous le nom de Kropfbrunnen, sources à goître, d'autant mieux que ces faits n'ont pas d'autre valeur que celle d'allégations plus ou moins vraisemblables, mais dénuées de preuves authentiques.

Notre honorable Président, M. Rayer, a communiqué à la Commission une note sur la cause probable du goître, qui a été rédigée par M. THOMAS, ingénieur, d'après des observations faites durant un long séjour dans la vallée de Valpelline, près d'Aoste, et qui, indépendamment de vues particulières propres à l'auteur et tendant à confirmer la théorie de M. Chatin, contient des faits importants d'influence exercée par certaines eaux pour produire le goître.

Voici les faits tels que les rapporte M. Thomas :

« Parmi les ouvriers que j'avais fait venir de divers pays (à Valpelline),
» quelques-uns, au bout de trois ou quatre semaines de séjour, avaient
» acquis un goître naissant; l'un d'eux s'avisa de se méfier d'une cer-
» taine source, dont il buvait l'eau et qui au reste passait pour mauvaise
» dans la localité; il s'en abstint et le goître disparut. Ceux des autres
» (esprits forts) allèrent en prospérant jusqu'à ce qu'ayant appris ce
» détail, je fis, à tout hasard, murer ladite source. Il y eut un arrêt
» sensible dans l'accroissement des gosiers, et je commençai à croire
» que la nature des eaux était pour quelque chose dans l'existence et
» la propagation du goître.

» L'ingénieur qui avait précédé M. Thomas dans la direction de la
» mine, habitait Ollomont, où il n'avait d'autre eau à boire que celle du
» torrent, et par goût ne buvait jamais de vin; dans les trois premiers
» mois de son séjour, un goître lui était venu; il le fit disparaître par
» l'emploi de l'iode à l'intérieur.

» Tous les employés que j'eus depuis à la mine, surtout ceux que la
» modicité de leurs traitements empêchait de boire du vin, furent plus
» ou moins atteints.

» Quant à ceux qui résidaient à l'usine (à Valpelline), et à moi-même,
» moyennant la précaution que j'avais recommandée de ne s'approvi-
» sionner d'eau qu'aux sources sortant sur la rive gauche du torrent,
» nous en fûmes tous exempts.

» Une expérience fort curieuse et tout à fait décisive est venue rendre
» certaine à mon esprit l'influence des eaux.

» Parmi les habitants de Valpelline, qui, comme je l'ai dit, étaient à » peu près tous goîtreux, une famille, composée du père, de la mère » et de quatre enfants dont l'aîné avait 24 ans et le plus jeune 12, était » absolument exempt de cette infirmité. C'étaient cependant des gens » nés dans le pays et ne l'ayant jamais quitté.

» Le père, homme fort intelligent, était mon commis de bois.

» Comme je lui parlais quelquefois de mes idées sur la mauvaise in- » fluence des eaux du Buthier, et que je m'étonnais de la santé de sa » famille, ce brave homme me dit un jour qu'il avait devant sa porte une » petite source dont on avait toujours fait usage dans sa maison; et » que, d'après ce que je lui disais, ce pouvait bien être la cause de » l'exception qu'il faisait dans le pays. Au reste, me dit-il, nous saurons » bientôt ce qui en est, car je viens d'acheter un moulin sur le Buthier; » j'avais l'intention d'y mettre un garçon, mais je vais y installer mon » fils aîné; si l'eau doit donner le goître, il l'aura sans doute. Quelque » temps après, je vis arriver mon homme tout joyeux, qui me dit, en se » frottant les mains :Hé! monsieur l'ingénieur, vous aviez raison : Pan- » taléon a le goître, c'est bien le Buthier qui le donne. »

M. Thomas, voulant éclaircir les causes de ces faits, étendit ses observations aux localités arrosées par les trois torrents, Buthier d'Ollomont, Buthier de Bionaz et torrent du grand Saint-Bernard, qui, par leur jonction au niveau de la Valpelline et de Roisan, forment le Buthier d'Aoste.

M. Thomas a constaté que les vallées du torrent du grand Saint-Bernard et du Buthier de Bionaz sont peu ou point affectées par le goître, tandis que la vallée du Buthier d'Ollomont, et, à partir de la jonction de cet affluent, la vallée du Buthier, qui descend de Valpelline à Aoste, offrent, dans tous les villages situés sur les bords du torrent, le goître pour la proportion énorme de 9 goîtreux sur 10 habitants.

Il est fort à regretter qu'après avoir reconnu l'existence de ces faits, M. Thomas n'ait pas songé à soumettre à une analyse comparative ces eaux de torrents et de sources, si différentes par l'influence qu'il leur attribue pour produire ou ne pas produire le goître.

Il en est malheureusement ainsi de presque toutes les observations qui ont été faites, et dont on s'est empressé de tirer immédiatement des inductions, sans avoir cherché à leur donner la valeur de faits réellement scientifiques.

M. Thomas s'est probablement un peu trop hâté, en imaginant, pour l'explication de ces faits, une théorie qui consistait à attribuer la propriété de produire le goître, appartenant au Buthier d'Ollomont et par lui communiquée aux torrents qui le reçoivent, à la présence, dans ses eaux, de sels de cuivre et de fer, enlevés par le Buthier d'Ollomont aux mines de la vallée, sels métalliques qui décomposent les iodures et les iodates dans le sol et dans les eaux, et ne leur permettent par conséquent pas de subsister dans les eaux, ni de passer du sol dans ses produits.

Mais si les faits particuliers et les inductions spéciales qui peuvent en être tirées relativement à une action directe et principale des eaux potables sur la production du goître, ne constituent encore que de simples présomptions très-contestables et non scientifiquement prouvées, il n'en est pas de même du rôle qui doit être attribué à l'insalubrité des eaux potables dans le concours des causes aptes à déterminer le goître et par suite le crétinisme.

On est loin de posséder encore toutes les preuves qui seraient indispensables pour démontrer la vérité de ce point de doctrine étiologique, et surtout pour préciser définitivement ce en quoi consiste l'élément essentiellement nuisible des eaux potables insalubres.

Néanmoins, les données, jusqu'alors obtenues, permettent de croire qu'on est sur la voie qui conduit à la science et d'entrevoir les résultats définitifs qu'elle pourra atteindre.

L'une des différences les plus tranchées que présentent les diverses régions des montagnes considérées de leur sommet à leur pied, c'est celle qui est représentée par la nature des eaux.

Vers les sommets et dans les hautes vallées, des eaux de torrents et et des eaux de sources provenant presque immédiatement de la fonte des neiges, froides en toute saison, peu aérées, peu chargées de substances salines et généralement privées d'iode.

Dans les vallées moyennes, les cours d'eau et les sources ont généralement perdu ces caractères, elles se rapprochent davantage par leur température de celle de l'air ambiant, elles sont plus aérées, mais en revanche elles se sont chargées de proportions souvent très-considérables de substances salines; il leur arrive souvent de perdre leur limpidité, soit par les accidents de leur écoulement à la surface du sol, soit par ceux qui dépendent des pluies, et il en est bon nombre qui, constamment troubles, sont désignées sous le nom d'*eaux blanches* et sont absolument impropres à la boisson, pour l'homme et même pour les animaux.

Dans les vallées inférieures, les grands cours d'eau qui descendent des sommets gardent à peu près les mêmes caractères que dans les vallées moyennes, mais les sources sont généralement plus limpides et moins chargées de substances salines.

En rapprochant ces faits de ceux qui se rapportent au développement du goître et du crétinisme dans les montagnes, on serait conduit à trouver un rapport entre les différences dans la densité des eaux potables, et les différences dans le développement de ces endémies, nul dans les régions les plus élevées où les eaux sont pures, très-considérable dans les régions dont les eaux sont surchargées de principes salins, plus faible dans celles dont les eaux ont moins de densité. Ces différences dans la nature et dans l'influence des eaux, d'après la situation géographique des diverses localités des pays de montagnes, sont d'ailleurs très-étroitement liées aux différences que peuvent présenter et que présentent en effet les localités par leur composition minéralogique.

Le fait est mis dans une grande évidence par l'étude intéressante que M. CALLOUD, pharmacien à Chambéry, a faite de l'hydrologie comparée dans deux contrées contiguës, la Haute et la Basse-Savoie.

Ces deux contrées présentent, relativement à leur nature géologique et par suite relativement à la densité et à la composition de leurs eaux, des différences générales très-sensibles. La ligne qui, géologiquement, sépare ces deux contrées, a été, depuis la rédaction de la carte de France, reportée un peu plus à l'ouest par les géologues savoisiens, de manière à comprendre dans le massif alpin, constitué par des terrains cristallisés ou métamorphiques, des bandes plus ou moins larges de la vallée de l'Arc et surtout de la vallée de l'Isère, rapportées par les géologues français à divers terrains de l'étage jurassique.

En attendant le jugement définitif de ce différend par la science géologique, M. Calloud, se rangeant du côté des savants de son pays, a pris pour limite de séparation géologique entre la Haute et la Basse-Savoie, une ligne partant, au nord, des sources de la Dranse pour aboutir, au midi, au-dessus de Myans, en passant successivement par Morzine, Samoens, Arpennax, Reposoir, le grand Bornand, La-Cluzaz, Mont-Charvin, Tamié, Grésy-sur-Isère, Arclusaz, Coise, Villard d'Héry, Mont-Majeur et Montmélian, et a attribué à la Basse-Savoie la région occidentale, à partir de la ligne de séparation jusqu'aux limites des départements de l'Isère, de l'Ain, du lac Léman et du Bas-Vallais ; et à la Haute-Savoie, la région occidentale, s'étendant jusqu'aux limites du val d'Aoste, d'Oulx, du département des Hautes-Alpes et de l'Oisans (Isère).

La composition minéralogique du sol, dans les deux régions, diffère considérablement. Dans la Basse-Savoie : « calcaire inaltéré, calcaire » pur, calcaire siliceux et magnésien, plus ou moins imprégné de » soude et de potasse carbonatée ou silicatée, calcaire plus ou moins » argileux et ferrugineux, grès marneux, ferrugineux, calcaire. »

Dans la Haute-Savoie, très-peu de calcaire carbonaté; celui qui ne s'y trouve pas altéré et conserve la forme compacte y est à l'état anhydre, à grains cristallins; beaucoup de gypse en roche; amas de sel gemme; roches schisteuses, ardoisières, métamorphiques, amphiboliques, granitiques, feldspathiques, serpentines; anciennes roches sédimentaires bouleversées, altérées, injectées de filons métallifères et recouvrant des anthracites.

Les deux régions offrent, dans la nature de leurs eaux, des dissemblances corrélatives non moins considérables, sous le double point de vue de leur densité et de leur composition.

Les eaux de la Basse-Savoie sont remarquables par leur légèreté. Les eaux sulfureuses y sont en nombre prodigieux. On n'y trouve pas une seule eau *saline* ou *salée*. Elles contiennent exclusivement des sels sodico-calciques, magnésiens bi-carbonatés, à l'exclusion presque complète des sels sulfatés et chlorurés.

Toutes les eaux de cette région, tant minérales que potables, sont essentiellement bi-carbonatées, alcalines, terreuses. L'alcalinité fait le fonds de toutes ces eaux; elle s'étend même, sans exception, à tous les cours d'eau, rivières, torrents, ruisseaux qui descendent des montagnes. Ce sont toutes d'excellentes eaux hygiéniques, quand des agents spéciaux, tels que le soufre, l'iode, les carbonates alcalins, le fer, une riche matière organique puisée dans la lixiviation des plantes conifères, de l'herbe des prairies et surtout de l'humus des bois résineux, ne viennent pas de plus les doter de grandes ressources thérapeutiques.

Dans la Haute-Savoie, la densité des eaux est considérablement plus élevée.

Cet excès de densité atteint aussi le plus grand nombre des eaux de sources ordinaires, qui sont également délaissées pour les usages domestiques, à cause de leur pesanteur et de leur crudité. Cela oblige la plupart des habitants à se servir, quand elles sont à leur portée, pour leurs besoins domestiques, des eaux de rivières et de torrents alimentés par les glaciers. Ces eaux sont les moins salines et les plus légères de cette région, presque complétement dépourvue d'eau de source dans des conditions hygiéniques. L'exception ne porte que sur les localités à roches ignées, dures, où les schistes métamorphiques du lias et les gypses ne sont pas en contact.

La nature des eaux minérales de la Haute-Savoie est exclusivement *saline-sulfatée* et *salée-chlorurée*; il n'y en a pas qui aient des caractères d'alcalinité. Il y a aussi très-peu d'eaux sulfureuses, et le peu qu'on y voit est dépourvu de l'élément alcalin. Les eaux contiennent des sels sulfatés, sulfate de chaux, de soude, de magnésie, des sels chlorurés chlorure de sodium, de calcium, de magnésium. Elles sont peu chargées de carbonate de chaux; elles ne contiennent pas de bi-carbonates de soude, de potasse. Elles contiennent fréquemment de l'arsenic.

L'élément salin le plus répandu dans toutes les eaux de la Haute-Savoie, c'est le sulfate de chaux.

A la constatation de la bonne qualité des eaux de la Basse-Savoie, M. Cailloud avait rattaché, comme preuve complémentaire, les observations portant sur les faits de la rareté des maladies calculeuses, de l'absence de l'endémie du goître et des dégénérescences humaines, de l'extrême rareté des épizooties meurtrières. Il demande si la sulfatisation générale des eaux, la rareté des eaux légères et digestives pour les usages domestiques, l'extrême rareté des eaux à éléments sulfureux, la présence générale de l'arsenic dans les eaux, sont des faits susceptibles d'être pris, partiellement ou simultanément, en considération pour l'interprétation logique des causes qui produisent dans cette région de nombreuses cachexies, l'endémie du goître et du crétinisme, des épizooties fréquentes?

Il est disposé à l'admettre et exprime le vœu que l'Etat et la Société encouragent les études longues et patientes, qui sont encore nécessaires pour obtenir des solutions définitives. Dès à présent il est possible de considérer les résultats de cette intéressante étude de M. Calloud sur la nature des eaux dans la Savoie, comme confirmant très-positivement l'opinion qui attribue à l'insalubrité des eaux potables une part importante dans la production du goître et comme fournissant quelques indices sur la condition principale de cette insalubrité, l'excès de densité, et la prédominance des sulfates.

Si l'on avait, pour les diverses contrées où règnent le goître et le crétinisme et pour quelques-unes de celles où ces endémies sont inconnues, des études hydrographiques comparables à celle qui a été faite pour le département du Bas-Rhin par MM. Stœber et Tourdes, on serait certainement en mesure d'apprécier plus exactement et plus complétement l'influence des eaux potables, non-seulement sur la santé publique en général, mais encore sur la production du goître en particulier.

Bien que ces remarquables études n'aient pas été spécialement dirigées vers la solution de la question particulière qui nous occupe, elles ont fourni des données qui ne sont pas à ce sujet sans importance. Leurs auteurs ont fait habituellement intervenir dans l'étude analytique des eaux la méthode hydrotimétrique qui, par un procédé sûr, commode et expéditif, permet d'apprécier la proportion des sels terreux, carbonates et sulfates de chaux et de magnésie, dans les eaux, et par suite de juger au moins comparativement le degré de leur densité.

Sous ce point de vue, des différences considérables ont été constatées entre les divers cours d'eau qui parcourent le département et qui alimentent la nappe d'eau souterraine à laquelle les puits empruntent leurs eaux, presque exclusivement employées par les habitants aux usages domestiques; des différences non moins grandes ont été reconnues entre les eaux fournies par ces puits, dont le nombre égale presque celui des habitations dans le pays.

Voici les principaux résultats obtenus par MM. Stœber et Tourdes :

« Si nous classons les eaux d'après leur degré hydrotimétrique, nous

» voyons la Bruche se présenter en première ligne, avec 4° 50 et 5° 50, » suivant la distance de sa source. La Moder vient ensuite avec 6° 50 ; » puis la rivière d'Ill avec 9° en amont de Strasbourg, avant d'avoir reçu » ses affluents, et avec 11° 50 dans la ville même et au-dessous. Le » Rhin figure en 4e ligne, avec 14° ou 12° 50, suivant les époques de » l'année. La Zorn a 12° 75. Le canal du Rhône au Rhin a une compo- » sition qui se rapproche de celle de l'Ill, 10° 5. Le Rhin tortu, mar- » quant 14° et 13° 50, est principalement alimenté par le fleuve. La » Souffel marque 42° 50.

» La comparaison des résidus provenant de l'évaporation d'un litre » d'eau, conduit à un classement analogue. La Bruche fournit 0,052 ou » 0,053 milligrammes de résidu fixe; la Moder, 0,085; la Zorn, 0,153; » l'Ill varie de 0,096 à 0,156 ; le Rhin de 0,153 à 0,168.... La Souffel, » d'une impureté notable, a 0,738 milligrammes de résidu.

» La nappe profonde a offert, au niveau de Brumath, 26° à l'hydro- » timètre.

» Le degré hydrotimétrique des 89 puits, analysés à Strasbourg, est » compris entre un minimum de 16° 50 et un maximum de 63°. 24 puits » sont au-dessous de 20° ; 26 ont de 20 à 24° ; 11 de 25 à 29° ; 22 de » 30 à 39° ; 6 de 40 à 63°. »

Sur 83 puits, la proportion du résidu fixe est comprise :

Pour 21	puits entre	0 gr.	204	et	0 gr.	290
Pour 18	—	0	300	et	0	398
Pour 11	—	0	406	et	0	498
Pour 16	—	0	501	et	0	596
Pour 12	—	0	635	et	0	859
Pour 5	—	1	029	et	1	423

L'eau des puits de la banlieue de Strasbourg offre les plus grandes analogies avec celle des puits de la ville.

Le degré hydrotimétrique a varié, pour 9 puits, de 16° 75 à 27°; la proportion du résidu fixe, de 251 à 513 milligrammes.

L'eau du puits de la maison d'école de Robertsau marquait 19° à l'hydrotimètre, et contenait 0,375 de résidu fixe, une faible proportion de sulfate de chaux, 0,033 de sels magnésiens.

MM. Stœber et Tourdes, se fondant sur la nature des eaux réputées pour être les meilleures dans diverses contrées, telles que la source du Rozoir à Dijon, celle de Gorse à Metz, celle d'Arcueil à Paris, etc., estiment qu'on peut considérer, comme ayant en général de bonnes qualités, les eaux comprises, pour leur degré hydrotimétrique, entre 15° et 30°, et, pour la proportion du résidu fixe, entre 0,200 et 0,500.

Même en admettant ces données, on devrait conclure des résultats de leur étude que les eaux de puits qui servent à la boisson des habitants dans le Bas-Rhin, ont généralement une densité considérable et que celles du tiers des puits dépassent par leur densité et par la proportion du résidu fixe, le maximum indiqué par eux comme limite de la bonne qualité des eaux.

Sous le point de vue de la nature des principes qu'elles contiennent, les eaux du département offrent entre elles des différences notables et présentent des qualités fort inégales, quant à la réalisation des conditions d'une bonne eau potable.

Le carbonate de chaux domine, pour la quantité, dans toutes les eaux; mais presque toutes contiennent du sulfate de chaux, en proportions qui, pour plusieurs d'entre elles, dépassent la limite de 20 à 50 milligrammes, indiquée par les auteurs comme appartenant aux bonnes eaux.

La proportion de sulfate de chaux était comprise :

Pour 11	puits entre	0 gr.003	et	0 gr.007
Pour 29	—	0	010	et 0	020
Pour 16	—	0	020	et 0	030
Pour 18	—	0	030	et 0	050
Pour 11	—	0	050	et 0	120

Les sels de magnésie existent dans les eaux de puits dans des proportions qui varient, pour le carbonate de magnésie, de 0,006 à 0,140, et, pour le sulfate de magnésie, de 0,003 à 0,125.

On a trouvé des traces d'iode dans l'eau du Rhin, 1/10 de milligramme environ par litre. La présence de ce principe n'a pas été constatée dans les eaux de puits. MM. Stœber et Tourdes y admettent son existence comme probable, à raison de ce que la nappe qui fournit l'eau des puits est alimentée par le Rhin, et de ce que les eaux de puits contiennent des chlorures que l'iode accompagne ordinairement. Toutes les eaux de puits contiennent des traces de nitrates et de sels ammoniacaux, de l'ammoniaque, qui a varié, dans 24 puits, de 0 millig. 14 à 12 millig., suivant une proportion généralement corrélative à l'élévation du degré hydrotimétrique.

Toutes les eaux de puits contiennent des matières organiques, dans des proportions qui, pour la moitié d'entre eux, dépassent la limite de celle que comporte la parfaite salubrité des eaux.

D'après ces données, on peut reconnaître que les eaux usitées comme boisson dans les régions du département du Bas-Rhin, où on les emprunte à des puits creusés dans le sol d'alluvion, ne sont pas généralement recommandables par l'excellence de leurs qualités, et qu'il en est un bon nombre dont l'insalubrité, à un degré plus ou moins prononcé, paraît incontestable.

Le rapport qui peut exister entre la nature des eaux et l'influence qu'elles peuvent exercer sur la santé des habitants, n'a été cherché et apprécié que d'une manière très-générale par les auteurs de l'hydrographie médicale du département du Bas-Rhin, et, sous ce point de vue, leurs études, malgré leur intérêt et leur importance, ne sont pas encore tout ce qu'il faudrait pour l'éclaircissement complet de la question étiologique du goître et du crétinisme.

Il y a lieu toutefois de remarquer que c'est sur les terrains d'alluvion, dont les eaux ne sont pas irréprochables à divers points de vue et sont généralement caractérisées par une grande densité et par la présence en proportion notable des sulfates de chaux et de magnésie, que se développent principalement, dans ce département, le goître et le crétinisme.

Les habitants des régions qui se rattachent à la chaîne des Vosges, généralement exemptes de ces affections, font usage pour leur boisson d'eaux de sources, qui, sauf quelques exceptions dépendantes de la nature minéralogique des terrains traversés, présentent généralement de bonnes qualités, et sont notamment peu denses, peu chargées de sulfates et de matières organiques.

L'épreuve hydrotimétrique a permis de constater :

1°50 dans la source de Girbaden;
2°50 dans celle du Champ-du-Feu.
4°00 dans celle de Klingenthal;
6°00 dans celles d'Hohwald et de Framont;
7°00 dans celle de Grande-Fontaine.

Les rivières qui descendent des Vosges ont une grande pureté, à leur origine et dans la première partie de leur parcours, et ne se chargent de divers principes, suivant la nature des terrains, qu'après leur arrivée dans la plaine.

Le rapport de la Commission sarde ne fournit aucune donnée précise sur la densité des eaux, étudiées par M. Cantù en Savoie et en Piémont.

D'après les analyses citées ou faites par M. Niepce, au nombre de 37, les eaux de sources, de torrents et de rivières auraient présenté de très-grandes différences quant à leur densité, dans diverses localités, toutes, mais inégalement, atteintes du goître endémique.

16 fois la proportion est demeurée au-dessous de 0 gr. 200;

9 fois elle a été comprise entre 0,200 et 0,500 ;

11 fois elle a dépassé 0,500, atteignant : 0,694, 0,762, 0,770, 0,890, 0,992, 1,102, 1,120, 1,356, 2,020, 2,225, 3,113.

Ces eaux étaient presque toutes sulfatées.

Quelques-unes contenaient une proportion considérable de sulfate de chaux.

J'ai soumis à l'épreuve hydrotimétrique les eaux de quelques-unes des localités que j'ai visitées dans la Savoie, le Piémont et le Valais. La pénurie de faits positifs, qui représente encore aujourd'hui l'état de la science en ce qui touche la détermination exacte de la nature des eaux dans les diverses localités de ces pays, donne quelque valeur d'intérêt aux résultats de ces recherches, entreprises surtout pour démontrer la nécessité de réaliser, dans des conditions plus favorables que celles d'un voyageur qui passe, une enquête vraiment scientifique sur la nature des eaux dans un nombre suffisant de localités choisies, en vue d'éclairer la question étiologique, parmi celles que frappent à divers degrés ou qu'épargnent absolument les endémies du goître et du crétinisme.

L'épreuve hydrotimétrique m'a conduit à constater, pour l'eau puisée :

Dans l'Arc, à St-Jean-de-Maurienne, au-dessus de sa jonction avec le torrent de l'Arvan	21°
Dans la Doire-Baltée, à Aoste	30°
— — à Ivrée	24°
Dans le torrent du Buthier, à Aoste	29°
Dans le torrent du Glaudon, à Ste-Marie-de-Cuines (Savoie)	17°

Dans diverses sources et fontaines :

A Ste-Marie-de-Cuines	Source Ebaudanne	33°
A Bassens, près de Chambéry	Source de l'asile d'aliénés	27°
A Aix-les-Bains	Source de Mouni	24°
A Aoste	Eau de la fontaine	29°
A Ivrée	Eau du puits de l'hôtel de l'Europe	12°
A Roisan, près d'Aoste	Eau de source jugée la meilleure	13°
	Eau de source à Clogelinne, dessous	16°
A Sion	Eau de la Grande-Fontaine	31°
	Eau qu'on a fait venir de la montagne pour la remplacer comme boisson	26°

J'ai constaté dans toutes ces eaux, la présence du sulfate de chaux dans des proportions qui m'ont paru considérables, surtout dans les eaux d'Aoste, de Sion, de Saint-Jean-de-Maurienne et de Sainte-Marie-de-Cuines.

D'après l'ensemble des faits observés, il est permis de considérer l'insalubrité des eaux potables comme l'une des quatre conditions principales du développement endémique du goître et du crétinisme, et de présumer que, pour les lieux infectés, surtout en ce qui se rapporte au goître, l'insalubrité qui agit comme cause dépend principalement de l'excès de densité, de la prédominance des sulfates, de l'absence de l'iode, et de la présence des matières organiques, entraînant celle de l'ammoniaque et des sels ammoniacaux.

4° INFLUENCES DIVERSES AUXQUELLES PEUT ÊTRE ATTRIBUÉ LE CARACTÈRE DE CAUSES SECONDAIRES OU ACCESSOIRES.

Après avoir mis en relief les conditions locales, qui paraissent constituer par leur réunion et par leur concours les causes véritablement endémiques du goître et du crétinisme, et avant de chercher à faire sortir de toutes ces recherches, sous forme de résumé de leurs résultats, une vue d'ensemble sur l'étiologie de ces endémies, il est indispensable de passer en revue les diverses causes qui ont été signalées par les observateurs, et auxquelles il est possible et raisonnable d'attribuer une part d'influence, sinon comme causes principales, au moins comme causes accessoires.

Il y a lieu de remarquer à ce sujet que, dans l'étude qui a été faite de l'influence à attribuer au concours des conditions géographiques, météorologiques et hydrologiques, s'est trouvée implicitement comprise l'appréciation de toutes les causes spéciales, isolément considérées et diversement dénommées, qui, par leur nature et par leur action physiologique et hygiénique, se résument définitivement en effets imputables à l'excès de l'humidité dans le sol et dans l'air, à l'altération de l'air par défaut de renouvellement et par viciation miasmatique, à l'insuffisance de l'insolation et à l'insalubrité des eaux potables.

Il serait dès lors superflu de revenir d'une manière spéciale en suivant l'ordre adopté par la Commission sarde, sur l'étude distincte des influences étiologiques à imputer aux montagnes et aux vallées, à la situation et à la configuration du pays, à l'élévation au-dessus du niveau de la mer, à l'air, aux vents, à la température, à la lumière, aux eaux, à la nature du sol, à l'état de la végétation et des animaux domestiques, à l'exposition des villages et aux habitations.

Deux conditions néanmoins, appartenant à cet ordre de causes, paraissent devoir motiver une appréciation distincte, soit à raison de la nature spéciale de leur action, soit à raison de l'influence principale qui leur a été attribuée par quelques auteurs.

1°. — *Influence de l'électricité.*

Relativement à l'une de ces conditions, l'influence de l'électricité, je crois ne pouvoir mieux faire que de reproduire purement et simplement les appréciations de la Commission sarde :

« On sait que dans les vallées profondes, soit parce que les cimes des » montagnes l'absorbent, soit parce que l'agitation de l'atmosphère la » dissipe, soit par toute autre cause, la tension électrique est moindre » que dans les régions de plaine. Plusieurs auteurs et particulièrement » Iphofen ont cru devoir attribuer à ce défaut d'électricité le défaut de » vivacité et la dégénération intellectuelle qu'on observe chez les habi- » tants des basses vallées alpines. Cette opinion, appuyée de quelques » expériences faites avec l'électromètre, a encore été corroborée en ce » que dans plusieurs pays infectés de crétinisme, les météores électri- » ques, les orages accompagnés de grêle, les éclairs et autres phéno-

» mènes semblables sont presque inconnus; les brouillards y sont fré-
» quents et l'air y a peu de transparence. Mais ce fait n'est pas assez
» constaté pour pouvoir y ajouter une foi entière. Nulle part les orages
» ne se forment plus rapidement que dans les vallées ; on y voit très-
» souvent le ciel serein, et parfaitement limpide le matin, se fondre
» deux ou trois fois en grosses averses avant le soir. En admettant
» même pour vraie cette proportion moindre de fluide électrique, com-
» ment un village voisin d'un lieu infecté et placé à peu près dans les
» mêmes conditions électriques pourrait-il être entièrement exempt
» de crétinisme ? Il faut l'avouer, les expériences physiques ne sont
» point encore suffisantes, ni le fait assez étudié pour pouvoir lui donner
» une valeur déterminée dans la genèse du crétinisme. »

Cette insuffisance de l'état de la science se retrouve, comme j'ai déjà eu tant de fois l'occasion de l'affirmer, dans toutes les directions où la poursuite de la vérité entraîne nécessairement l'étiologie.

Dans les nouvelles recherches scientifiques à instituer, d'après une méthode spécialement appropriée au but à atteindre, toutes les questions météorologiques devront être reprises, une place importante devra être faite à l'eudiométrie, et il y aura lieu, suivant la judicieuse remarque du Président de la Commission, de ne pas négliger la vérification des influences pathologiques attribuées à l'ozone.

2°. — *Influence des miasmes paludéens.*

Dans l'impuissance de préciser la nature de la viciation de l'air atmosphérique, qui d'après de nombreuses observations semblait devoir être comptée au nombre des causes principales des endémies du goître et du crétinisme, on a cru pouvoir admettre que cette viciation était due aux miasmes paludéens.

On avait, pour appuyer cette opinion, les faits assez nombreux qui prouvent que les localités les plus gravement atteintes, soit dans les vallées moyennes des montagnes, soit dans les grandes vallées et les plaines, sont sous l'influence des miasmes paludéens, à raison de leur situation sur des terrains marécageux ou dans le voisinage de marais, influence que révèle dans ces localités le développement des fièvres intermittentes.

Plusieurs observateurs ont insisté sur l'importance de ce fait, et M. TOURDES a été conduit par ses études sur le département du Bas-Rhin, à attribuer à l'influence palustre une part principale dans la production du goître.

Le Dr MULLER, qui a été médecin de l'asile de traitement pour les enfants idiots et arriérés à Winterbach, en Wurtemberg, considère le crétinisme comme l'un des effets de l'intoxication paludéenne. Il admet que le miasme paludéen peut se propager à la manière des brouillards jusqu'aux plus grandes distances, et qu'il produit par une action rapide diverses sortes de fièvre, par une action lente et graduelle le goître, la surdi-mutité et le crétinisme.

Sous cette forme, les opinions, qui attribuent une influence principale à l'action des miasmes paludéens dans la production du goître et du crétinisme, sont positivement démenties par ce fait très-sûrement constaté, que le goître et le crétinisme ne se manifestent pas endémiquement dans un grand nombre de contrées marécageuses, où l'intoxication paludéenne sévit de la manière la plus constante et avec la plus grande violence.

Pour plusieurs auteurs, il a été possible d'échapper à cette difficulté, en admettant que le goître et le crétinisme sont produits par des miasmes distincts et spéciaux, à la manière de ce qui a lieu pour plusieurs maladies endémiques et épidémiques, pour les fièvres intermittentes elles-mêmes, pour la fièvre jaune, le choléra morbus, la peste, etc.

J'ai eu l'occasion de citer à ce sujet les opinions de MM. Guggenbühl, Morel et Vingtrinier.

M. le Dr Kœberlé, après avoir fait allusion à ces mêmes opinions, après avoir rappelé que Gugger, Schaussberger et Virchow ont émis directement l'idée que le crétinisme pourrait être produit par un agent diffusible, par un principe miasmatique, dont on peut rapprocher les effets sur l'organisme de ceux du miasme paludéen ; et après avoir fait connaître la doctrine étiologique de M. le Dr Bach, de Strasbourg, qui consiste à attribuer le goître à une intoxication hydro-alluvienne et à considérer le crétinisme comme une cachexie hydro-alluvienne produite par la permanence de cette intoxication, a poussé l'induction encore plus loin et s'est trouvé conduit à concevoir, par analogie et par exclusion, la génération du goître et du crétinisme comme se produisant distinctement et séparément par l'action de deux miasmes spéciaux, exerçant leur influence sur l'organisme, l'un par les voies digestives, l'autre par les voies respiratoires.

M. le Dr Kœberlé prend pour point de départ de sa doctrine, que le crétinisme et le goître sont des états morbides essentiellement distincts et indépendants.

Il admet comme démontré par les faits, que le goître se produit sous l'influence exclusive de l'usage de certaines eaux et par conséquent sous l'influence d'un principe dissous ou en suspension dans l'eau.

La discussion des observations connues le conduit, en procédant par voie d'exclusion, à conclure que cette influence n'est représentée ni par la présence, ni par l'absence d'aucun des principes minéralisateurs, que les eaux peuvent contenir, et qu'elle ne peut être rapportée qu'à la présence de principes organiques.

Et il expose sa doctrine en ces termes :

« On trouve des matières organiques dans la plupart des eaux pota-
» bles, notamment dans celles qui donnent lieu au goître ; mais ces

» matières n'ont pas été déterminées jusqu'ici, pas plus que celles qui » donnent lieu à la fièvre intermittente, au choléra, à la peste, et » cependant il est certain que leurs principes se dégagent des lieux » marécageux, où elles se forment, pour se répandre ensuite au loin » dans l'atmosphère.

» Les principes infectieux paludéens varient avec les conditions géo- » graphiques, atmosphériques, etc., qui favorisent, empêchent ou mo- » difient leur génération...

» Les principes infectieux (matière en décomposition, gaz, micro- » zoaires, cryptogames et sporules de cryptogames) altèrent l'eau, » dans laquelle ils se développent, et vicient l'air ambiant, dans lequel » ils se trouvent transportés. Ces principes ont une action toute diffé- » rente sur l'économie, suivant qu'ils y pénètrent par les voies respi- » ratoires ou digestives, et qu'ils sont susceptibles ou non d'être modi- » fiés ou décomposés par la digestion. Les principes paludéens, modifiés » selon les conditions dans lesquelles ils sont produits, engendrent le » choléra à l'embouchure du Gange, la peste dans le Delta du Nil, la » fièvre jaune à l'embouchure des fleuves des pays intertropicaux, les » fièvres pernicieuses dans les plaines marécageuses des pays chauds, » les fièvres intermittentes, etc., dans les climats tempérés, le goître » dans certaines localités et dans des circonstances difficiles à bien » déterminer. Le principe infectieux du goître est probablement orga- » nique et doit être produit par un cryptogame ou par un microzoaire » spécial. Les influences combinées du terrain, de la température, de » l'humidité, de l'altitude, de la latitude, de la lumière, de la chaleur, » etc., qui ont tant d'action sur le règne végétal et sur le règne animal, » et par suite sur le principe infectieux du goître, semblent expliquer » les anomalies apparentes de la distribution géographique de cette » affection.

» Ce n'est pas par l'usage d'une eau contaminée par un principe » organique, que paraît se développer le crétinisme, mais bien par

» l'action de l'air vicié par des émanations, par des miasmes, dont » l'influence devient surtout pernicieuse lorsque l'air est confiné, peu » ou rarement renouvelé, et que, sous l'influence de l'humidité et de » la chaleur, le principe miasmatique s'est propagé en plus grande » abondance.......

» D'après ce qui précède et suivant notre manière de voir, le goître » dépendrait surtout de l'usage d'une eau contaminée par un principe » infectieux de nature organique, et le crétinisme se développerait » sous l'influence d'un air vicié par un miasme *sui generis*. »

Toute cette doctrine, qui implique sur la spécificité des causes morbides, sur la nature des agents morbifiques, sur les voies de leur introduction dans l'organisme et sur leur mode d'action, bon nombre d'hypothèses encore fort contestables, aboutit définitivement à deux hypothèses qui, malgré tout ce qu'elles ont d'ingénieux, offrent l'inconvénient radical de manquer de preuves.

On a dû et on doit admettre l'intoxication paludéenne comme cause des fièvres intermittentes, même sans avoir pu démontrer la présence et définir la nature de l'agent toxique. Mais on avait comme preuve la constance du rapport entre une cause déterminée, l'existence de marais, et l'effet, la production des fièvres intermittentes.

Pour le goître et le crétinisme, c'est la constance du rapport entre les causes et les effets que la science cherche encore à découvrir.

Dans cette situation, c'est dépasser les droits de l'induction analogique que d'admettre l'existence d'agents inconnus pour expliquer des relations de cause à effet, dont les conditions ne sont encore rigoureusement ni démontrées dans leur existence, ni définies dans leur nature.

Aussi, jusqu'à ce que l'on ait pu saisir positivement dans l'eau le principe microscopique végétal ou animal, et dans l'air le principe infectieux *sui generis*, auxquels on attribue la puissance d'engendrer le goître et le crétinisme, sera-t-il permis de douter parfaitement de la réalité de l'existence de ces agents. Et en attendant, on pourra être sûr de ne pas faire fausse route en dirigeant fortement et profondément les études étiologiques sur toutes ces conditions topographiques, géographiques, météorologiques et géologiques, auxquelles les auteurs de ces hypothèses sont contraints de rattacher la production des agents morbifiques qu'ils ont imaginés. Ces études, lors même que ces hypothèses seraient un jour vérifiées, formeraient encore la partie la plus importante de la science étiologique, au point de vue théorique et surtout au point de vue pratique.

Car, en cessant d'être les causes directes et immédiates du goître et du crétinisme, ces conditions topographiques, géographiques, météorologiques et géologiques, seraient encore les causes principales des endémies, par le concours d'influences auquel serait due la production des principes d'infection.

Et c'est encore sur ces conditions, dès à présent accessibles à nos investigations, qu'il serait indiqué et qu'il serait possible d'agir efficacement, en vue de parvenir à l'extinction des endémies par la neutralisation ou la suppression des causes.

Quant à présent, ces hypothèses, qui ne portent dans la théorie aucune lumière vraiment scientifique, ne peuvent nous être d'aucun secours dans la pratique.

Ce qui subsiste, ce sont les faits qui tendent à établir que les influences marécageuses, soit par l'eau, soit par l'air, paraissent concourir pour une certaine part au développement endémique du goître et du crétinisme.

Nier absolument cette participation, ce serait aller au delà de ce que la science permet de concevoir et de ce que l'observation a permis de constater.

Et il semble dès à présent raisonnable d'admettre que l'influence des miasmes paludéens et des fièvres intermittentes, que leur action détermine, ait pour effet de favoriser le développement du goître et du crétinisme chez les habitants des localités où se trouvent d'ailleurs réunies les causes principales de ces affections.

C'est là ce qui constitue l'action de cause secondaire et accessoire qu'il convient d'attribuer à plusieurs autres conditions qui doivent encore être passées en revue, pour que rien d'essentiel n'ait été omis dans cette étude étiologique.

3° *Insuffisance de l'alimentation.*

La Commission sarde a fait ressortir ce qu'il y a de généralement défectueux, pour la qualité et pour la quantité, dans l'alimentation habituelle des habitants de la vallée d'Aoste, de la Tarentaise et de la Maurienne. L'usage, pour aliments quotidiens, de pain de seigle, d'orge et de maïs, de bouillies féculentes, de légumes mal préparés, mal assaisonnés, l'abstinence presque complète de viande et de vin et la nécessité de suppléer à l'insuffisance des qualités nutritives par la masse des aliments, ce sont là des conditions hygiéniques peu propres à maintenir dans les populations une santé vigoureuse et un développement nutritif normal.

Ces conditions, qui se retrouvent avec des caractères identiques ou fort analogues dans des contrées que ne visitent ni le goître ni le crétinisme, sont pourtant de nature à rendre le développement de ces affections plus facile, plus général, plus intense.

C'est par cette influence d'une mauvaise alimentation, associée à toutes les autres conditions de privation ou d'insuffisance dans les moyens d'entretenir les forces de la vie de l'homme vivant en sociéte, vêtements, soins de propreté, mobilier, habitations, que le défaut d'aisance et la misère peuvent, pour le goître et le crétinisme dans les pays atteints de ces endémies, aussi bien que pour les maladies, infirmités et dégénérations en général, dans tous les pays, être considérées comme des causes abjuvantes dont la puissance ne saurait être contestée.

4° *Influence des occupations, du genre de vie, des habitudes.*

C'est une action du même genre, c'est-à-dire une action de concours secondaire et accessoire, qui doit être attribuée aux occupations, au genre de vie, aux mœurs, à tout ce qui exprime le développement de la civilisation; seulement il paraît raisonnable d'attribuer à l'ensemble des causes de cet ordre, en ce qui concerne le crétinisme, une portée considérable d'efficacité, à raison de ce qu'elles ont d'éminemment apte à restreindre dans les populations l'activité des fonctions cérébrales, à abaisser le niveau de l'intelligence et à y rendre par suite plus fréquentes et plus intenses les dégénérations individuelles portant principalement sur le développement et le fonctionnement des organes de l'âme.

C'est surtout dans les premiers temps de la vie, et à l'époque où l'organisme a besoin de la réunion des conditions les plus favorables pour parvenir, durant la période de croissance, à un développement complet et conforme au type normal, que l'ensemble de ces conditions malfaisantes peut exercer le plus puissamment sa funeste influence; aussi n'est-il pas étonnant qu'elles soient aptes à concourir, avec les causes principales, pour favoriser la dégénération de l'espèce, sous ses formes les plus hideuses, dans des contrées où se rencontrent exceptionnellement des obstacles presque invincibles au perfectionnement de la race, par l'application à l'éducation et à l'instruction des enfants des ressources dont la civilisation dispose.

Il suffit, pour se faire une juste idée de la puissance de cette influence, de reconnaître que dans beaucoup de localités des pays de montagnes, les parents, par leur ignorance et leurs préjugés, sont absolument incapables de réaliser pour leurs enfants les conditions d'une éducation hygiéniquement convenable, et qu'à raison de l'éparpillement des habitations, de la difficulté des communications, de la longueur des hivers, la fondation des écoles est difficile et leur fréquentation habituelle impossible.

CHAPITRE IV

PROPHYLAXIE.

1° *Les causes du goître et du crétinisme ne sont pas inéluctables.*

Arrivé au terme de cette longue révision des travaux, entrepris pour éclairer l'histoire du goître et du crétinisme, depuis que ces affections ont attiré l'attention des savants, et, au moment de résumer ceux de ces travaux qui ont eu pour objet spécial l'étude des moyens à employer pour prévenir le développement de ces affections ou pour en amener l'extinction graduelle, c'est encore à l'œuvre de Fodéré que doivent être rapportées les observations, les vues et les indications qui constituent les bases de la science actuelle, au point de vue de la prophylaxie.

La foi dans la possibilité d'atteindre le but, si désirable, de l'effacement graduel de la souillure du goître et du crétinisme, imprimée à la race humaine dans tant de contrées, est très-nettement exprimée dans ces paroles de Fodéré :

« Quelque inhérentes que paraissent à la nature du sol les maladies
» dont nous nous occupons, nous avons cependant la conviction intime
» qu'on pourrait venir à bout de les prévenir dorénavant, dans quel-
» que contrée que ce soit, en employant sciemment les moyens que
» les révolutions naturelles et la main de l'homme ont rendus efficaces
» par un hasard heureux pour la diminution du nombre des goîtreux

» et des crétins, et auxquels on n'a fait aucune attention jus-
» qu'ici. »

Le principal motif de sa confiance est emprunté par Fodéré au fait de la diminution dans le nombre des crétins relativement aux temps antérieurs, fait attesté, pour la vallée d'Aoste, par les indications des registres publics et les souvenirs des vieillards, et positivement constaté pour la commune de Challant.

Cette commune contenait, au moment où Fodéré habitait le pays, 4 crétins complets. Le curé de St-Victor de Challant affirmait « que,
» depuis 12 ans, il avait enseveli 40 crétins parfaits, les uns très-
» âgés, les autres de moyen âge : ce qui suppose qu'ils existaient déjà,
» lorsqu'il fut promu à sa cure. Or, en comparant ce nombre avec
» celui qui s'y trouve actuellement, on voit avec plaisir une diminu-
» tion de 36. »

En insistant sur le fait de la diminution considérable du crétinisme dans le val d'Aoste depuis 20 à 30 ans, Fodéré fixait, pour le commencement de 1792, la proportion des crétins complets à 1740 sur 68,022 habitants, c'est-à-dire à 25,5 sur 1000. Le dénombrement de la Commission sarde, en 1845, atteste que le mouvement de décroissance a continué ; car il fixe, pour la même contrée, la proportion des crétins complets à 516 sur 78,110 habitants, c'est-à-dire à 66 sur 1000, proportion qui, lors même qu'on ajouterait au chiffre 516 des crétins complets positivement comptés, les deux tiers du chiffre des crétins non spécifiés, c'est-à-dire 542, ne s'élèverait encore qu'à 1,058 crétins sur 78,110 habitants, ou à 13,5 sur 1,000.

En ce qui concerne Challant St-Victor, les 19 crétins complets, constatés en 1845 par l'enquête sarde, représenteraient encore une diminution de plus de moitié par rapport à l'évaluation approximative faite, pour une époque antérieure, au commencement du XIXe siècle.

L'intérêt qui s'attache à la comparaison de ce petit nombre de faits précis, les seuls qu'il soit possible d'emprunter aux annales de la science, justifie l'opinion que j'ai exprimée sur les résultats qu'on peut retirer des dénombrements périodiquement renouvelés à des intervalles d'une durée notable.

2° *Effets des changements survenus dans les milieux où sévit l'endémie; moyens prophylactiques proposés.*

C'est sur des données moins positives, mais d'une certitude néanmoins réelle, que s'appuient les observations plus modernes sur le fait de la diminution du crétinisme et du goître, dans diverses contrées, notamment dans le bas Valais, dans la Maurienne, dans le département du Bas-Rhin et dans un grand nombre de localités, parmi lesquelles ont peut citer, St-Jean de Maurienne, Aiguebelle, Martigny, Sion, La Robertsau, etc. C'est en s'appuyant sur une étude attentive et sagace des faits qu'il avait sous les yeux, que Fodéré a pu signaler les causes principales de cette diminution graduelle du goître et du crétinisme dans le siége principal de ces endémies; et c'est en s'inspirant des principes éternels d'étroite relation entre la nature des airs, des eaux et des lieux et la nature de l'homme vivant, formulés par le père de la médecine, qu'il a pu rattacher, d'une manière plausible, dans les contrées par lui observées, aux changements subis par les milieux où la vie s'accomplit, les changements opérés dans le mode de son accomplissement.

Fodéré signale dans les milieux des changements graduellement produits par la marche naturelle des choses, ou successivement réalisés par l'industrie humaine : la diminution de la profondeur des vallées par l'exhaussement de leur fond et la dégradation des cimes des montagnes; la diminution du nombre et de l'étendue des régions marécageuses par les dépôts d'alluvions, par l'endiguement des rivières, par le creusement des canaux d'arrosement, par le développement des cultures, le desséchement du sol et de l'air, par le défrichement des montagnes et des collines boisées, par la consommation, sans reproduction, des forêts et des arbres abattus pour les besoins de l'industrie, notamment pour l'exploitation des mines; l'abaissement de la température de l'air par suite du déboisement; l'amélioration dans les habitations, par un espacement plus large, par le percement des rues, la construction et le pavage des chaussées, par la création d'étages au-dessus du rez-de-chaussée, par l'abandon des étables souterraines partagées avec les bestiaux, par la multiplication et l'agrandissement des ouvertures, par l'éloignement et la diminution des amas de boue et d'immondices, par l'usage du feu en hiver dans les appartements habités, par l'introduction à leur intérieur des soins de propreté, changements ayant tous pour effets de favoriser la circulation, le renouvellement, le desséchement et la purification de l'air.

« Aux bienfaits de ces causes physiques, dit Fodéré, nous croyons » également qu'on peut ajouter ceux qu'on a retirés des progrès faits » en civilisation, et en particulier dans l'éducation des enfants. Par » exemple :

» 1° Autrefois la plupart des enfants étaient abandonnés à eux- » mêmes, dans des lieux bas, humides et malsains, et on les laissait » croupir tout le jour dans des langes malpropres ; aujourd'hui on en » prend plus de soin, on leur fait compagnie, on les tient dans des » endroits plus secs et dans des langes plus propres ; aussi sont-ils » beaucoup plus vite développés ;

» 2° Les prérogatives excessives des fiefs ayant été peu à peu anéan- » ties, la sphère de chaque individu s'est agrandie ; il ne s'est plus » cru simplement citoyen de son village, mais il s'est accoutumé à se » regarder citoyen de tout l'Etat ;

» 3° De beaux chemins s'étant établis dans ces vallées, le commerce » en a profité, les gens du pays sont sortis de chez eux, et par là » beaucoup de préjugés ridicules, qui tenaient à l'habitude, se sont

» dissipés. En devenant plus sain, le peuple est en même temps de-» venu plus actif et plus industrieux; car il a vu que l'opulence sui-» vait de près l'étranger, qui savait tirer parti des richesses qu'offrait » le pays où il voyageait. »

Fodéré s'en est tenu à l'énumération de ces changements et à l'appréciation de leur influence sur la santé de l'homme, pour expliquer la diminution du goître et du crétinisme dans les lieux où elle s'est produite. « Car le peuple, ajoute-t-il, n'a pas changé d'ailleurs de ma-» nière de vivre; il s'enivre encore quand il peut; ses aliments sont » encore ce qu'ils étaient autrefois, du gros pain, des châtaignes, des » pommes de terre, du laitage. »

Les vues de Fodéré, sur les causes qui ont amené la diminution du goître et du crétinisme dans les vallées des Alpes, sont généralement confirmées par ce qu'on sait de plus positif sur les changements auxquels, depuis ses travaux, on a pu attribuer une influence du même genre dans diverses contrées et diverses localités.

En 1783, Bazoumowski (1), en constatant la diminution du crétinisme dans le Valais, aux environs de Saint-Pierre, de Sion, etc., signalait, comme causes de ce changement, le desséchement partiel des marais et la multiplication des habitations nouvelles pour une population plus considérable.

Iphofen (2) a attribué la diminution du crétinisme, dans le village de Fully, à des modifications (changements apportés au cours du Rhône) ayant eu pour effet le desséchement de marais entretenus par les inondations du fleuve, au voisinage de ce village; et dans la ville de Martigny, à l'introduction d'habitudes de propreté, sous l'influence des conseils du clergé.

(1) *Voyages minéralogiques dans le gouvernement de l'Aigle et une partie du Valais.* Lausanne, 1784.

(2) *Der Cretinismus philos- und medizinisch. unters.* Dresden, 1817.

A Sion on a expliqué le fait de la diminution dans le nombre des crétins par diverses causes : destruction, par des incendies et des inondations, d'une grande partie de la vieille ville, qui était très-mal construite; démolition des murs d'enceinte, qui privaient d'air et de lumière les maisons avoisinantes; dessèchement des marais; introduction de la coutume de faire élever, dans la haute montagne, les enfants disposés au crétinisme.

Le déboisement, les défrichements, la substitution d'habitations bien aérées à des huttes privées d'air et de lumière, ont été signalés par le docteur CLAIVAZ (1) comme les causes de la disparition de l'endémie dans le village de Batia, près Martigny.

MEYER-AHRENS, tout en remarquant que la diminution du crétinisme dans le Valais ne peut pas partout être expliquée, et qu'elle a eu lieu dans des localités où aucun changement appréciable ne s'est produit, signale d'après les observations les plus dignes de foi, comme causes principales de cette diminution : une meilleure éducation; l'amélioration des constructions; des habitations plus aérées; une vie plus mobile, plus active; plus de sobriété; plus de propreté.

D'après les renseignements fournis par M. le docteur FRANÇOIS et communiqués à la Commission par M. Morel, le crétinisme, après avoir graduellement diminué à La Robertsau, a cessé complétement de s'y produire depuis une vingtaine d'années.

Le 13 mai 1854, cette commune de 4.500 âmes contenait 9 crétins, dont trois complets, et environ 30 goîtreux.

Le plus jeune des crétins, à cette époque, avait 25 ans.

Le recensement de 1851 a constaté, dans cette commune, d'après M. TOURDES, 5 crétins et 31 goîtreux, âgés de plus de 17 ans.

M. François affirme que, depuis plus de 20 ans, aucun crétin n'a

(1) *Actes de la Société Helvétique des Sciences naturelles*. Sion, 1852.

pris naissance à La Robertsau, et que les goîtres qui s'y produisent sont rares et peu intenses.

Cette amélioration de la santé de la population de La Robertsau, que M. François caractérise en affirmant que le crétinisme y a fait son temps, a coïncidé avec l'application successive d'un ensemble de mesures d'assainissement, qui ont eu pour résultat de transformer un cloaque en un lieu de plaisance.

L'endiguement du Rhin a été perfectionné; des canaux de communication entre l'Ill et le Rhin ont été creusés; les marais, les eaux stagnantes, les terrains inondés ont été desséchés, comblés, et ont fait place à des jardins.

Il n'existe plus qu'un petit marais, destiné comme les autres à disparaître.

L'éducation physique et intellectuelle des enfants a été considérablement améliorée.

Des habitudes de propreté ont été prises par la population.

Les crétins ont été autant que possible placés à l'hôpital de Strasbourg.

On a mis obstacle aux mariages entre crétins, par la persuasion et par la menace de la suppression des secours de l'assistance publique.

Les changements dans la santé publique des habitants de La Robertsau se sont produits en dehors de l'influence des eaux potables, qui n'ont pas subi de changement, et qui, d'après M. François, sont de bonne qualité, et dissolvent parfaitement le savon.

M. Niepce a emprunté à une lettre adressée à la Société de statistique de Grenoble par M. le docteur Chatin, qui exerçait en 1839 la médecine dans le canton d'Allevard, et a cité, dans son traité du goître et du crétinisme, des faits dont on retrouverait facilement d'autres exemples aussi concluants en divers lieux.

« Il y avait alors, dans le bourg d'Allevard, un côté de la rue Chara-

» mil, longée par le ruisseau de Flumet, qui, dans plusieurs endroits, » était presqu'entièrement recouvert par les maisons placées en saillie » sur le courant; de telle sorte que celles des deux rives opposées se » touchaient par leurs toits. Ce côté de la rue comptait parmi ses habi- » tants beaucoup de goîtreux et plusieurs crétins. Au côté opposé, » dont les maisons n'étaient pas enterrées, qui était mieux bâti, » mieux aéré, et recevait les rayons du soleil levant, on ne rencontrait » pas d'individus atteints du crétinisme.

» Depuis 1840, que l'établissement thermal sulfureux d'Allevard » a été fondé, cette ville a été entièrement reconstruite, principale- » ment à côté du ruisseau, celui qui était le plus infecté. Depuis que » ces nouvelles habitations ont été rebâties, le crétinisme et le goître y » ont disparu complétement. Les enfants, qui y naissent depuis cette » époque, ne sont ni goîtreux ni crétins; et cependant, depuis la créa- » tion de l'établissement sulfureux, on a amené, aux frais communs » du propriétaire des thermes et de la commune d'Allevard, une source » qui provient d'une assez grande distance, dont les eaux ont été par- » tagées entre l'établissement et une fontaine placée sur le pont de » Flumet et qui sert à la boisson et aux différents usages domestiques, » non-seulement de cette rue Charamil, mais de tout le quartier. Cette » eau est saturée d'une quantité considérable de sels magnésiens, au » point qu'un litre en contient 0,73 centigrammes, et cependant, depuis » que les habitants boivent de cette eau magnésienne, depuis onze ans, » le goître et le crétinisme ont toujours été en diminuant. »

M. Niepce a cité ces faits comme preuve de l'innocuité des eaux magnésiennes, et il les a, un peu plus loin dans son ouvrage, invoquées comme témoignages à l'appui de l'influence étiologique attribuée à l'insalubrité des logements et de l'air et au défaut absolu d'insolation.

Mais dans ses appréciations, soit au point de vue étiologique, soit au point de vue prophylactique, il a négligé une donnée qui a bien aussi son importance.

La dépense, faite par l'établissement thermal et par la commune pour amener dans l'établissement et dans le quartier cette eau de source à sels magnésiens, dont l'innocuité a été démontrée par l'expérience, n'a-t-elle pas eu pour effet, comme elle avait certainement pour but, de mettre à la disposition des habitants une eau meilleure que celles dont ils faisaient usage? On peut, je pense, répondre affirmativement au moyen des données fournies par M. Niepce. En effet, il dit que « le » Flumet est un ruisseau par lequel s'écoulent les eaux des marais » situés entre Saint-Pierre et Allevard, » c'est-à-dire des eaux dont l'insalubrité ne saurait être mise en doute. C'est à remplacer l'usage de l'eau insalubre du Flumet qu'a sans doute été destinée la dérivation d'une source et la création d'une fontaine, dans le quartier parcouru par ce ruisseau. Il semble raisonnable d'admettre que ce changement dans la nature de l'eau, employée comme boisson, a pu concourir avec les autres changements à favoriser la diminution du goître et du crétinisme.

Les moyens proposés par Fodéré, pour neutraliser les influences inhérentes aux localités, sont, dans son intention, principalement appropriés au but de supprimer l'excès d'humidité, conformément au principe dominant dans sa théorie étiologique; en fait, ils vont au-delà de cette vue, jusqu'à l'atténuation simultanée de plusieurs autres conditions, appartenant au concours des causes endémiques : insuffisance du renouvellement de l'air ; viciation de l'atmosphère par des émanations malfaisantes et défaut d'insolation.

Il pense que, dans les plantations, on doit préférer aux arbres à larges feuilles, qui entretiennent l'humidité sous leur ombre et dans leur voisinage, les arbres à feuilles étroites, verticillées ou rangées en spirale, qui n'offrent pas le même inconvénient.

Les noyers et les châtaigniers, dont la culture, à raison de l'utilité de leurs produits, ne peut être abandonnée, devraient être placés loin des habitations, dans des régions qui demeurent le plus souvent stériles, dans les terrains communaux par exemple.

Il conseille positivement de couper tous les arbres, dans une étendue de quatre cents pas autour des villes, bourgs, villages et hameaux des pays de goître et de crétinisme.

« Il est positif, dit-il, que plusieurs hameaux, que le besoin a obligés » à ce sacrifice, sont devenus plus sains ; et il n'y a plus ni goîtreux ni » crétins dans plusieurs petites vallées des Basses-Alpes, faites en » conque, environnées maintenant de rochers nus et stériles, qui, » m'ont dit les vieillards du pays, étaient jadis des vergers fertiles, dont » les eaux ont emporté les arbres et le terrain. »

Il insiste pour qu'on se décide enfin à dessécher tous les marais et à en prévenir de nouvelles formations.

» Il n'est pas moins important, ajoute-t-il, soit pour favoriser le » commerce, soit pour la salubrité, d'établir des chaussées, là où les » chemins sont encore enfoncés dans les terres, d'entretenir la plus » grande propreté dans les rues de tous les villages et d'obliger les » habitants à les paver ; que les maisons qu'on construira dorénavant, » le soient de façon qu'elle n'appuient, par aucun côté, vers des rocs » ou des terres élevées ; qu'on établisse des fossés autour de celles qui » sont ainsi adossées ; qu'on recherche, pour bâtir, les lieux élevés » plutôt que les bas-fonds. Enfin, il serait à souhaiter qu'il vînt un » temps, que nous ne verrons jamais, d'aisance suffisante où l'on aban- » donnât généralement aux animaux les étables et les plain-pied, pour » se loger dans l'endroit le plus sec et le plus aéré de la maison. » (P. 228.)

Après avoir indiqué les moyens qui doivent être employés pour neutraliser dans les localités les influences malfaisantes qui favorisent ou déterminent la production du goître et du crétinisme, Fodéré expose ceux qui, en modifiant les populations, peuvent les défendre plus efficacement contre l'action de ces influences.

Il signale, dans les vallées alpines, l'existence de deux coutumes, qui nuisent au développement normal de l'homme et qui tendent à favoriser sa dégénération : la précocité des mariages et le défaut de croisement des races.

Il pense que, pour obtenir une génération robuste dans ces contrées, il faudrait que le mariage n'eût lieu que de 24 à 25 ans pour les garçons, et qu'à 20 pour les filles.

Il regarde la conformité des noms propres et le petit nombre de ces noms dans les villages, comme l'indice du fait des alliances contractées entre parents, auquel il attribue une influence sur l'altération de l'espèce humaine, et sur l'appauvrissement, dans les populations, non-seulement des forces physiques, mais encore des qualités intellectuelles.

« Nous estimons donc, dit-il, qu'on devrait éviter soigneusement, » dans ces vallées, de se choisir un époux parmi ceux du même nom » et de la même famille ; qu'on devrait s'attacher à prendre des épouses » dans des conditions et des pays très-opposés ; par là on réformerait » les races et, en continuant toujours à les croiser, on aurait des enfants » vigoureux, capables de résister à l'impression de l'humidité, et le » crétinisme s'éteindrait tout à fait.

» Nous croyons fermement, ajoute-t-il, que les lois civiles, qui per» mettent les mariages entre l'oncle et la nièce, la tante et le neveu et » entre les cousins germains, sont contraires aux indications sacrées » de la nature et ne tendent qu'à abâtardir l'espèce humaine.

» Je voudrais pareillement que l'on ne permît pas le mariage à un » goîtreux, si son goître est un peu volumineux ; qu'il fût surtout défendu » à tout individu attaqué de crétinisme au 1er, 2e et 3e degré; et que, » quand on le permet à un individu dans la famille duquel il y a eu » des crétins, on l'obligeât à se choisir une épouse bien constituée et » née dans des pays où l'on ne connaît pas ces maladies. Appellerait-» on violer la liberté civile, de prendre des précautions efficaces pour » mettre les hommes en état d'en jouir. » (P. 233-234.)

Enfin, Fodéré accorde une grande importance aux moyens qui se rapportent à l'éducation physique et morale des enfants.

Il pose en principe que toute femme, habitant la plaine des vallées goîtreuses, doit faire nourrir ses enfants en montagne ; et que les enfants ne doivent être ramenés au pays natal, s'il est possible, qu'à l'âge de sept ou huit ans.

Il prescrit de tenir les enfants dans des endroits élevés, secs et dans la plus grande propreté ; de régler leurs repas ; de ne pas leur faire boire de vin ; de leur donner une nourriture substantielle et fortifiante ; de les provoquer aux exercices propres à leur âge, d'y suppléer au besoin par des frictions avec une flanelle chaude, imprégnée de la vapeur d'esprit de vin ou de quelque résine odoriférante ; de les exposer au soleil, tout nus, avec des précautions pour la tête.

Il regarde les bains froids comme utiles.

Il recommande de ne pas imposer aux enfants des travaux au-dessus de leurs forces.

Il exprime le vœu que chaque habitant de la campagne pût avoir un peu de vin pour en boire chaque jour un verre.

Fodéré regarde comme impossible de guérir le crétinisme complet, parce que son siége est dans l'organisation première ; mais il ne doute pas qu'on ne pût améliorer la condition et tirer quelque parti des individus qui en sont attaqués.

« Je me suis souvent, dit-il, entretenu, par signes, avec ces » malheureux, et il m'a paru qu'on pouvait leur apprendre un langage » d'action relatif aux choses les plus familières de la vie ; nous les » abandonnons trop à eux-mêmes et nous les laissons trop dans l'ordure et la malpropreté. En leur faisant prendre certaines habitudes, » en leur montrant souvent différents objets, auxquels on aurait attaché » certains signes qui seraient toujours les mêmes, on pourrait leur donner le degré d'intelligence dont sont capables les crétins du second » ordre et ainsi les rendre utiles pour les choses les plus triviales.

» Il est à présumer aussi que l'on pourrait tirer tout autre parti » des crétins du deuxième et troisième degré, en les étudiant avec » attention et en mettant à profit le peu d'intelligence qu'ils ont.

» Comme leur intelligence est très-bornée, il faudrait bien se » garder de ne les occuper, dans leur enfance, que d'objets qu'ils ne » comprennent pas ; il faudrait au contraire les occuper sans cesse de » choses simples, familières, dont l'usage leur présentât un avantage » tout clair et dont les signes ne fussent pas plus compliqués que la » chose qu'ils indiquent.

» Plusieurs d'entre eux ont une certaine dextérité dans les mains » pour s'amuser ; cela me paraît annoncer qu'ils pourraient être » propres à certains métiers absolument simples. On pourrait donc » les faire travailler, en les stimulant par l'appât des récompenses et » la crainte des châtiments : ainsi un travail continuel, joint au com- » merce des hommes, améliorerait insensiblement leur condition... » (P. 241-243.)

Fodéré termine cet exposé des règles à suivre, pour améliorer la condition des crétins par l'éducation, en indiquant les deux objets principaux sur lesquels devrait porter l'instruction qu'on essayerait à leur donner, c'est-à-dire la morale fondée sur les sentiments religieux, et la connaissance de la langue du pays.

Si l'on rapproche cet exposé des vues de Fodéré, sur les moyens de prévenir le développement du crétinisme et d'en atténuer les effets chez les malheureux qui en sont atteints, de tout ce qui a été proposé ou même tenté depuis le commencement du siècle, époque de la publication de son traité, jusqu'à ce jour, il est impossible de ne pas reconnaître qu'il a du premier coup atteint, en ce qui touche la prophylaxie, des limites que les efforts de ses successeurs n'ont que bien peu dépassées.

Peut-être y a-t-il lieu de s'étonner qu'en prenant ses prescriptions pour base des règles de la prophylaxie et en s'inspirant de sa pensée, pour tenter quelques applications, on ait si souvent négligé de faire remonter jusqu'à lui le mérite des vues et l'honneur des généreuses initiatives !

Sauf ce qui est relatif à la question des eaux potables, dont il n'admettait pas l'influence étiologique, et dont il n'a pas proposé de chercher à s'assurer la salubrité, Fodéré a indiqué tous ces moyens prophylactiques, dont l'énumération se retrouve, soit partiellement dans les recommandations spéciales des auteurs qui ont adopté des théories étiologiques exclusives, soit généralement dans le programme officiellement et officieusement proposé par la Commission sarde et depuis par divers auteurs, notamment en 1851 par M. Ferrus, et tout récemment par les docteurs Kœberlé et Dagonet.

Endiguement des cours d'eau ; desséchement des marais ; mise en culture des atterrissements; déboisement au contact des habitations ; captation et dérivation d'eaux salubres vers les centres d'habitation ; construction de citernes ; application des règles de l'hygiène à la construction des habitations nouvelles, à la modification ou à la suppression des habitations anciennes reconnues insalubres ; institution d'une police de salubrité très-sévère ; multiplication des voies de communication ; adoption des mesures les plus propres à favoriser le développement de la richesse et de l'instruction.

Tel est l'ensemble des moyens prophylactiques, unanimement conseillés depuis Fodéré jusqu'à ce jour, à propos desquels j'ai dit, dans la note rédigée en 1860, d'après les ordres de Sa Majesté, qu'il avait lieu de les approuver d'une manière générale et de les appliquer, dans la mesure du possible, aux localités où règne du crétinisme.

Au sujet de l'institution des juntes de santé, réclamé par la Commission sarde en vue de parvenir, dans toutes les localités, à l'appréciation et à la suppression de toutes les conditions d'insalubrité, j'ai fait remarquer, dans cette note, qu'une telle institution se trouve réalisée en France par l'organisation des conseils d'hygiène, dont les attributions sont réglées par notre législation. J'ajoute que ces attributions pourraient facilement, au besoin, être mises en rapport avec le but spécial de l'extinction du goître et du crétinisme.

Ainsi se trouve encore, sous le point de vue prophylactique, justifiée la nécessité, tant de fois démontrée dans ce rapport, de soumettre à une enquête scientifique approfondie les localités où règnent le goître et le crétinisme et notamment celles où l'intensité des endémies peut motiver plus impérieusement l'application des mesures prophylactiques.

Il est plus facile d'admettre l'utilité que d'assurer la réalisation de mesures propres à maintenir ou à amener le bas prix des denrées alimentaires, notamment de la viande. On peut même affirmer qu'il est impossible de donner à de telles mesures le caractère local, qu'elles devraient avoir, pour devenir des moyens directs de combattre le crétinisme. Il n'y a d'espoir légitime à fonder, en vue de cette amélioration des conditions de la vie dans les contrées atteintes par les endémies, que sur les effets d'ensemble du mouvement de perfectionnement social, auquel participeront, comme les autres contrées, celles où la santé publique a le plus à gagner.

A l'indication de soumettre les mariages à des restrictions ou à des directions spéciales, s'opposent pratiquement des difficultés non moins grandes.

Je ne pense pas qu'il y ait lieu de songer à changer les lois qui règlent les conditions civiles du mariage dans notre pays (1).

(1) On a singulièrement exagéré l'importance de l'hérédité dans la genèse du crétinisme. Selon nous, la prédisposition héréditaire n'intervient qu'à titre de cause adjuvante et secondaire ; nous basons cette opinion sur les considérations suivantes : 1° Des parents sains, qu'ils aient eu ou non des enfants bien conformés dans un pays indemne, engendrent, parfois, des enfants crétins après un séjour de quelques années dans une localité ou règne l'endémie, et ils n'ont plus, au contraire, que des enfants sains s'ils quittent de nouveau cette localité. (Coxe, Cerise, Morel, Niepce, Dalève, Kœberlé.) Ackermann a vu devenir crétins des enfants nés de femmes qui étaient venues, pen-

Tout au plus serait-il possible de mettre obstacle administrativement au mariage, quand il est demandé par un individu chez lequel l'état de crétinisme peut être jugé équivalent à l'état d'incapacité civile.

Quant à l'abandon de leur foyer par les femmes enceintes, durant leur grossesse, et à leur déplacement dans des localités non infectées,

dant la grossesse, de pays indemnes dans les localités infectées. 2° Il semblerait même, bien que Fabre ait contesté, à cet égard, la plupart des chiffres de Niepce, que des enfants nés dans des pays indemnes, placés en nourrice dans des localités infectées, deviennent quelquefois crétins. (Maffei, Niepce.) 3° Il n'est pas rare, dans les foyers endémiques, que des enfants nés de parents bien constitués et intelligents, bien qu'habitant depuis longtemps le pays, deviennent crétins (Coxe, Rambuteau, Esquirol, Niepce, Skoda, Bassereau, Piorry); ils ne le deviennen jamais, au contraire, si les parents vont habiter une localité indemne. (Cerise) 4° Des semi-crétins, crétineux ou goîtreux, qui ont eu des enfants crétins dans un foyer endémique, n'ont plus que des enfants bien conformés après avoir quitté le pays natal (Dubini); tout au plus engendrent-ils parfois des idiots et des imbéciles. 5° De temps immémorial, en Valais, dans le canton de Berne et ailleurs, il est de notoriété que les enfants dont les mères, entachées ou non de crétinisme, ont passé les derniers mois de leur grossesse sur la montagne, et qui, de plus, y ont été nourris et élevés jusqu'à l'âge de trois à quatre ans, ne deviennent pas crétins, tandis que ceux pour lesquels on n'a pas pris cette sage précaution, sont communément atteints d'endémie (Haller, Coxe, de Saussure, Fodéré, Zschokke, Claivaz, Schneider.) 6° Si l'on rencontre des idiots ou des aliénés dans la descendance des semi-crétins et des crétineux, il est, je crois, sans exemple, qu'en dehors des foyers endémiques, des idiots et des aliénés aient donné naissance à de véritables crétins. Or ce n'est pas ainsi que se comportent habituellement les maladies franchement héréditaires. 7° Enfin il paraît également établi que des mariages contractés dans les foyers endémiques, par des semi-crétins ou crétineux de l'un ou l'autre sexe avec des personnes saines d'un pays indemne, il naît autant sinon plus de crétins que des unions entre semi-crétins ou crétineux de la même localité. (De Rambuteau, Esquirol, Saint-Lager, Lombroso, Billiet.)

Est-il besoin d'ajouter qu'à part de très-rares exceptions, que nous ne pouvons examiner ici, tous les faits cités par les partisans de la doctrine que nous combattons, peuvent être expliqués par la seule influence des causes externes ou endémiques.

Nous croyons donc pouvoir établir : 1° que le crétinisme peut se développer chez des enfants qui n'offrent aucune trace de prédisposition héréditaire ; 2° que l'hérédité seule ne produit pas le crétinisme proprement dit, comme elle produit l'idiotie et la folie raisonnante : elle n'intervient qu'à titre de cause adjuvante et secondaire.

Nous n'allons point jusqu'à dire que les enfants, nés de parents semi-crétins ou crétineux, en dehors des foyers endémiques, sont toujours absolument indemnes; mais il est au moins fort rare que ces enfants héritent de leurs parents la conformation spéciale du corps qui constitue, pour nous, le caractère pathognomonique du crétinisme. Ils en héritent assez souvent, au contraire, l'arrêt de développement, à divers degrés, des facultés intellectuelles, c'est-à-dire l'idiotie, l'imbécillité, la faiblesse d'esla mesure, malgré toute l'efficacité qu'il serait raisonnable de lui attribuer, est impraticable pour l'immense majorité.

C'est au progrès des lumières et de l'aisance, et à l'influence de la persuasion morale et religieuse, qu'on est réduit à demander ce qu'il est possible d'obtenir pour ces directions favorables à imprimer aux mœurs et aux coutumes.

3° *Moyens proposés pour neutraliser directement l'influence des causes spéciales.*

Quant aux moyens spéciaux, qui ont été conseillés par plusieurs auteurs pour neutraliser directement l'influence des causes spéciales, telles que l'absence de l'iode dans l'air et dans l'eau, ou la nature géologique du sol, avant d'appliquer, au moins sur une large échelle, ceux d'entre eux qui seraient praticables, il serait nécessaire d'avoir vérifié, d'une part la réalité de l'existence de la cause, d'autre part l'efficacité pratique du moyen proposé.

Dans cette dernière appréciation, empruntée à ma note de 1860, j'avais particulièrement en vue, d'une part le crétinisme proprement dit quant au mal, et d'autre part, quant au remède, l'emploi de divers agents destinés à modifier la composition des eaux potables : l'introduction artificielle des sels iodurés dans l'eau et les aliments, et la destruction sur place des foyers endémiques par la décomposition

prit; et c'est probablement à cette cause, tout autant, si ce n'est plus, qu'à l'influence du milieu ambiant, qu'il faut attribuer la fréquence de l'idiotie simple et de certaines autres dégénérescences dans les pays où règne l'endémie crétineuse.

Il résulte également des faits que nous avons observés dans les Pyrénées et les Alpes et dans les départements du Puy-de-Dôme, de la Meurthe et du Bas-Rhin, et de ceux relatés par les auteurs, que le crétinisme n'est point, comme on l'a prétendu, le dernier degré d'une transformation, d'une dégénérescence progressive de l'organisme dont le goître formerait le point de départ héréditaire. Pour nous, il n'y a, entre le crétinisme, le goître, la surdi-mutité, etc., des localités infectées, qu'un lien étiologique; ils appartiennent bien, sous ce rapport, à un même groupe morbide, mais ils n'en constituent pas moins autant de maladies distinctes. (*Loc. cit.*, p. 222.)

L. Lunier.

chimique de la surface du sol, ou son renouvellement par déblais et remblais.

L'emploi des filtres domestiques ou publics serait évidemment utile partout où l'on fait usage d'eaux troublées par des impuretés.

L'addition, dans ces filtres, de substances propres à précipiter les sels magnésiens, que M. Grange a proposée, sous l'inspiration de sa théorie étiologique, ne semble pas avoir eu même à ses yeux une grande importance, puisque c'est sur la ressource de l'usage des sels iodurés que se sont définitivement concentrés ses espérances et ses efforts.

La propriété qu'a l'iode de guérir les goîtres, qui consistent en hypertrophies simples de la glande thyroïde, est depuis longtemps connue, et son efficacité thérapeutique, à doses infinitésimales, a été constatée, même avant la découverte de l'iode, par les succès obtenus au moyen de l'éponge calcinée et de la poudre de Sancy.

M. Grange *est le premier, je crois, qui ait proposé l'emploi en général de l'iode, comme moyen préservatif dans les pays* atteints de l'endémie du goître.

En demandant, le 2 janvier 1850, l'autorisation de propager et de diriger l'application de cette mesure prophylactique spéciale, dont l'administration aurait fait en grande partie les frais, M. Grange s'exprimait ainsi :

« De mes observations personnelles et des observations précieuses » que M. Boussingault a faites dans les Andes, on peut conclure que » l'usage du sel ioduré, à faibles doses, à 1 millième par exemple, ne » donne lieu à aucun accident et préserve de la manière la plus remar- » quable du goître, et très-probablement aussi du crétinisme, les po- » pulations qui sont exposées à ces maladies endémiques. On pourrait » employer avec succès et avec économie les sels de varech purifiés.

» Je me suis servi, avec le succès le plus complet, du sel de cuisine

» ordinaire, auquel j'ai mêlé des quantités variées d'iodure de potas-
» sium, depuis 1/1,000 jusqu'à 1/10,000 du poids total du sel; les
» personnes que j'ai soumises à ce traitement ont, les unes obtenu
» une guérison rapide, les autres une diminution notable de la tumeur.
» Je crois que la dose la plus convenable serait 5/10,000; cette quan-
» tité suffit pour guérir le goître naissant en quelques mois, et les goî-
» tres considérables éprouvent une diminution graduelle; dans aucun
» cas il ne s'est manifesté, chez les malades qui suivaient ce régime,
» aucun accident, aucune indisposition qu'on pût rapporter à l'usage
» du sel ioduré. »

Pour M. Grange, l'efficacité curative et préservative de l'emploi de l'iode n'était fondée que sur l'observation; pour M. Chatin, elle est en outre rationnellement consacrée par la théorie. Il pense, avec M. Grange, que les sels naturellement iodurés, qu'on retire des varechs, ou les sels des salines et des marais salants, préalablement mélangés d'une petite quantité d'iode, atteindraient le but désiré, et que, dans beaucoup de localités, ils seront le meilleur prophylactique auquel on puisse avoir recours. Mais il ne regarde pas comme indispensable l'importation des composés iodurés dans les contrées où le goître est endémique.

Il estime que dans les Alpes et les Pyrénées, il serait possible d'utiliser les eaux sulfureuses, toujours chargées d'iode, en les laissant se désulfuriser par leur exposition à l'air, ou en déterminant cet effet par des moyens mécaniques, et en les conduisant dans les sources et les cours d'eau qui manquent d'iode.

Pour les contrées, où les eaux pluviales entraînent de l'iode, on n'aurait qu'à substituer, dans les usages domestiques, l'eau des citernes à celle des sources et des cours d'eau, privés de ce principe. M. Chatin a indiqué, d'après ses recherches sur les différences présentées par les diverses contrées relativement à l'ioduration de l'air, des eaux et du sol, des zones où les indications prophylactiques pourraient être réalisées, suivant les cas, par l'un ou l'autre de ces trois moyens.

Il me paraît incontestable qu'en ce qui concerne la prophylaxie du goître, l'usage de l'iode doit être recommandé et encouragé, lors même qu'il n'aurait d'autre effet préservatif que de diminuer, dans les populations, la proportion des goîtreux par la guérison des individus atteints de l'affection.

C'est ainsi qu'à Rozières, d'après le témoignage de M. le Dr Barrey, l'emploi de la teinture d'iode à l'intérieur et de l'hydriodate de potasse en frictions locales, non-seulement a fait obtenir un grand nombre de guérisons durables, mais encore a fait presque complétement disparaître l'affection chez les enfants traités dans les écoles publiques.

4° *Fondation d'établissements spéciaux.*

Enfin, conformément aux vues de Fodéré, et à l'imitation de ce qui avait été fait en France pour les idiots par Itard, Ferrus, Falret, Voisin, Mitivié, etc., le Dr Guggenbühl a pris l'initiative de la fondation d'établissements spéciaux pour le traitement palliatif et curatif du crétinisme, en créant son asile de l'Abendberg.

Depuis cette tentative, la plupart des auteurs ont rangé au nombre des moyens les plus puissants de combattre le crétinisme, l'admission des crétins dans les hôpitaux et la fondation d'établissements spéciaux.

En adoptant cette pensée, la Commission sarde a essayé de donner quelque précision au but qu'on devait se proposer dans sa réalisation.

« Il serait à désirer, dit-elle, qu'on recueillît les crétins actuels dans » un institut semblable à celui de l'Abendberg. On y réunirait spécia- » lement les crétins qui laissent quelque espoir d'amélioration et les » enfants qui, soit à cause de leurs familles, soit à cause des signes

» qu'ils présentent, feraient présumer des dispositions au crétinisme. »

Ce qui était dans les vœux du plus grand nombre des médecins, ce que la Commission sarde avait demandé, et ce que le gouvernement sarde, sur l'initiative et par les soins de MM. Crotti et Bich, avait tenté de réaliser, pour le but restreint du traitement curatif du crétinisme, dans des conditions assez peu favorables pour qu'il fût permis de prévoir l'insuccès, la France le fera. Lorsque s'inspirant du sentiment d'amour de l'humanité et du progrès, qui a donné naissance à ces institutions, Sa Majesté a ordonné la création d'un asile pour les crétins de la Savoie, elle a voulu que l'institution fût ordonnée, dans son but et ses moyens, par rapport aux véritables exigences de la science et de la charité publique. Et c'est ainsi que se sont posées pour moi, qui avais eu la satisfaction de concourir ainsi que M. Dieu, préfet de la Savoie, à l'adoption de cette mesure, des questions qui n'avaient pas été jusqu'alors positivement étudiées à tous leurs points de vue, questions que j'ai examinées dans mes rapports à Sa Majesté et à Son Excellence le ministre de l'intérieur, dont la solution n'a qu'une relation très-éloignée avec la prophylaxie et qui se rattachent essentiellement à l'assistance publique, en général, et à l'application de la législation sur les aliénés, en particulier.

5° *Difficulté de réaliser certaines conditions des programmes prophylactiques.*

A propos de ces questions, comme au reste à propos de celles qui relèvent directement de l'hygiène publique, se révèlent, dès qu'on cherche à apprécier, avec quelque exactitude, les moyens d'action dont la société et l'administration disposent, d'immenses difficultés dont n'est pas toujours suffisamment frappé l'esprit de la plupart de ceux qui, sous l'inspiration des sentiments les plus généreux, forment les vœux les plus louables; et elles ont échappé à ceux qui, dans une impatience d'ailleurs légitimée par la profondeur et l'étendue du mal, en ont fait quelquefois remonter la responsabilité jusqu'à l'administration.

C'est que, pour réaliser la plupart des conditions des programmes prophylactiques formulés par les auteurs, il ne suffit pas de la bonnes volonté d'une administration éclairée, ni même, ce qui est plus difficile à rencontrer, de la bonne volonté des intéressés eux-mêmes, il faut en core de l'argent et du temps, beaucoup d'argent et beaucoup de temps.

D'autre part, les incertitudes et la science elle-même ont nécessairement entraîné les hésitations de l'administration, même lorsque des moyens immédiatement praticables lui étaient proposés.

Enfin, il y a des impossibilités morales et matérielles devant lesquelles l'administration doit, comme tout le monde, s'abstenir.

Dans cette situation, en face de tant de questions encore controversées et de tant d'obstacles de toute nature à vaincre pour atteindre, dans la limite du possible, le but de l'extinction graduelle du goître et du crétinisme, le devoir de l'administration est de s'appuyer sur ce que l'observation éclairée par la science a permis de reconnaître avec la plus entière évidence, pour entreprendre de favoriser, par l'application de mesures spéciales à la prophylaxie du goître et du crétinisme, dans les contrées où règnent ces endémies, les améliorations que là, comme partout ailleurs, le progrès de la civilisation doit nécessairement amener dans la santé publique.

Les mesures qu'il serait nécessaire de prendre pour donner satisfaction aux divers programmes proposés par les auteurs, se rapportent à quatre groupes distincts, d'après leur nature et d'après les attributions des pouvoirs constitués dans l'État, à l'hygiène publique et à la législation.

Il en est de même de tout ce qu'il paraît utile et possible d'entreprendre dès à présent, d'après les enseignements résultant de l'état actuel de la science, et des mesures immédiates à proposer par la commission.

L'adoption de ces mesures par l'administration supérieure représenterait le commencement de la période d'action continue et persévérante qui, tout en assurant le perfectionnement de la science en tout ce qui touche le goître et le crétinisme, conduira à faire obtenir certainement, à une époque peu éloignée, l'amélioration de la santé publique et, par suite, la diminution du goître et du crétinisme dans les localités actuellement infectées, et probablement, à l'aide du temps et du progrès général de la civilisation, la disparition presque générale de ces affections, au moins dans ce qu'elles ont de plus hideux et sous la forme endémique.

6° *Mesures relatives à l'hygiène publique.*

Les mesures qui se rapportent à l'hygiène publique sont à la fois les plus importantes et les plus pressantes. C'est aussi dans cette direction que les efforts de l'administration ont le plus de chances de succès prochains et que les moyens dont elle dispose ont le plus de puissance.

Les mesures d'hygiène publique, à appliquer aux contrées et aux localités où règnent endémiquement le goître et le crétinisme, se résument à trois objets principaux : l'assainissement du sol, l'assainissement des habitations, l'assainissement des eaux potables.

Ces mesures, dans ce qu'elles peuvent avoir de généralement utile, ne sont autres que celles qui, partout, sont généralement prescrites par la science et l'expérience, et mises en pratique, pour la part qui lui appartient, par l'administration, selon son pouvoir et ses ressources.

Mais, pour en approprier l'application d'une manière spéciale à la prophylaxie du goître et du crétinisme, il ne suffirait pas de préciser, d'une manière générale, les relations qui peuvent exister entre certaines conditions déterminées d'insalubrité dans le sol, les habitations et les eaux, le développement endémique du goître et du crétinisme et les moyens de supprimer ou de modifier ces conditions relatives qui ont été signalées avec tous les développements nécessaires dans le cours de ce rapport ; ce qui est indispensable, c'est que les conditions d'insalubrité et les moyens à employer, pour les effacer ou les atténuer, soient l'objet d'une étude approfondie et d'une détermination rigoureuse dans chaque contrée, dans chaque localité.

Ce n'est qu'à cette condition que l'administration, placée en face d'indications précises, pourra s'appliquer à leur donner satisfaction par l'adoption de mesures réellement appropriées au but.

Il y a donc, comme première mesure, à prescrire l'étude des conditions d'insalubrité et des moyens les plus propres à y remédier, dans les localités où existent les endémies, et à saisir de cette étude les conseils d'hygiène, dans les départements et les cantons d'où dépendent ces localités, en imprimant à leurs travaux une direction en rapport avec le but que l'administration se propose.

Pour assurer ce résultat, il serait, je pense, convenable qu'une instruction spéciale, indiquant avec tous les détails nécessaires, toutes les constatations de faits à réaliser, toutes les études à faire, toutes les indications à donner, pour chaque contrée et pour chaque localité, fût adressée aux conseils d'hygiène.

CHAPITRE V

INSTRUCTIONS POUR UNE ENQUÊTE STATISTIQUE, ÉTIOLOGIQUE ET PROPHYLACTIQUE SUR LES ENDÉMIES DU GOITRE ET DU CRÉTINISME.

Bien que le goître et le crétinisme, à raison de l'étroite affinité qui unit ces affections, aient pu et dû, au point de vue le plus général, être compris dans une étude commune ; bien que, dans les nouvelles recherches à entreprendre, la question importante de la nature de cette affinité ne doive jamais être perdue de vue ; et bien que, dans les applications prophylactiques, on soit en droit de penser que des mesures communes pourront atteindre du même coup les deux affections, il n'en est pas moins certain que l'enquête à instituer doive être définie et organisée d'une manière distincte, à plusieurs égards, pour chacune des deux affections.

Cette nécessité est tout d'abord mise en évidence par ce fait incontestable qu'il y a des contrées où le goître existe, sous la forme endémique, dans des proportions considérables et où le crétinisme est inconnu ou ne se manifeste que rarement et très-secondairement ; tandis qu'il y a d'autres contrées, au contraire, où le crétinisme se présente, au milieu de populations plus ou moins atteintes par le goître, comme un mal dominant par sa gravité et même par sa fréquence.

Des considérations pathologiques, dont la valeur ne saurait être niée, ne permettent pas de confondre, en une même maladie, le goître qui se produit habituellement après la naissance à la manière d'une maladie, et le crétinisme, qui se présente essentiellement sous la forme d'une infirmité congéniale. Et si, tout en reconnaissant la réalité de cette différence fondamentale entre ces deux affections, on a pu admettre pour elles une sorte de communauté étiologique, il n'enest pas moins vrai que les questions à résoudre pour chacune d'elles, présentent de très-réelles différences, sous le triple point de vue statistique étiologique et prophylactique à embrasser dans une enquête.

Ainsi, en ce qui concerne les faits à constater, ceux qu'il est intéressant de connaître pour apprécier le développement du goître sont beaucoup moins nombreux et surtout beaucoup plus simples que les faits qu'il est indispensable de recueillir pour obtenir sur le développement du crétinisme des données complètes.

Il suit de là que le programme des questions à poser dans l'enquête statistique ne peut pas être le même pour le goître et le crétinisme ; et que, lors même qu'on se déciderait à n'en adopter qu'un dans une enquête générale, il serait indispensable de donner au programme commun un développement beaucoup plus considérab le dans les enquêtes locales, en tout ce qui se rapporte auétinisme.

Quant aux enquêtes scientifiques, plus approfondies et plus longtemps continuées, dont l'insuffisance des résultats jusqu'alors obtenus a démontré la nécessité et l'opportunité, il est impossible de songer à en faire une application générale à toutes les localités atteintes par le goître et par le crétinisme.

Il y a dès lors la nécessité de faire un choix parmi ces localités. Parmi les motifs divers qui devront être pris en considération pour faire ce choix en vue d'assurer l'efficacité des enquêtes, il en est un qui se présente tout d'abord, celui qui est déduit de la différence même des affections.

Si parmi les localités, à choisir comme champs d'études, devront entrer nécessairement un certain nombre de celles où la coexistence des deux affections, avec des variations de degrés suffisantes, permettra d'apprécier les affinités du goître et du crétinisme, il est évident toutefois que le goître devra surtout être étudié dans les pays à goître et le crétinisme dans les pays à crétins.

D'où la convenance d'imprimer à l'enquête dans chacun de ces trois groupes de localités distinctes une direction appropriée au but spécial à atteindre.

Malgré l'importance de donner à l'étude des causes, pour les deux affections, un développement également étendu et portant généralement sur les mêmes conditions, il est néanmoins certain que l'étiologie du goître, à raison de l'action immédiate et plus ou moins prompte des causes pour produire l'effet chez les individus, diffère essentiellement de l'étiologie du crétinisme, où l'action lente des causes doit traverser les populations et les parents avant de se traduire en effets individuels.

Si au moyen des faits jusqu'alors constatés le développement du crétinisme ne peut être attribué qu'à un concours complexe de causes dans des localités spéciales, il semble, d'après les faits et aussi d'après la nature du goître, qu'on puisse encore espérer de trouver la condition de son développement endémique, soit dans une cause spéciale, telle que la nature des eaux, soit dans le concours d'un petit nombre de causes, tel que l'association de la nature des eaux à l'excès de l'humidité dans le sol et dans l'air.

De là, l'indication d'imprimer à l'enquête, en ce qui concerne le goître, une direction plus spéciale dans le sens de la recherche des causes particulières, et de la vérification des données déjà acquises à la science sous ce point de vue.

Enfin, les indications prophylactiques à faire ressortir par suite d'une enquête se trouveront naturellement subordonnées, en ce qui touche le goître, à cette direction spéciale des recherches étiologiques.

De l'ensemble de ces considérations, il résulte qu'il y a convenance et nécessité, pour la coordination et la définition des méthodes d'enquête à instituer, de tenir compte de leur objet et de leur but, suivant que les recherches auront pour objet principal le goître, le crétinisme ou les affinités du goître et du crétinisme, et pour but principal la constatation statistique des faits, la détermination des conditions étiologiques ou l'indication des mesures prophylactiques.

Malgré tous les mérites des enquêtes précédemment réalisées et malgré l'incontestable valeur de la plus importante de toutes, l'enquête sarde, les résultats obtenus se sont montrés, à beaucoup de points de vue, insuffisants, et ont laissé sans solution positive un grand nombre de questions. Une étude approfondie de ces enquêtes conduit à reconnaître que leur inefficacité relative doit être attribuée à l'imperfection des méthodes employées, et qu'on ne peut espérer de faire mieux et plus qu'en perfectionnant les moyens d'enquête et en étudiant le champ des recherches.

Ce double résultat peut être assuré en scindant l'enquête, quant à la méthode et aux moyens, en deux parties distinctes : l'une ayant un caractère purement statistique et tendant à obtenir, généralement et simultanément, des données de fait, qui par leur nature puissent être immédiatement recueillies d'après un programme uniforme et rigoureusement défini par des agents quelconques, pour peu qu'ils soient doués d'intelligence et de bonne volonté ; l'autre, ayant essentiellement un caractère scientifique et tendant à obtenir, spécialement, à l'aide d'études continuées pendant le temps indispensable, pour certaines contrées et pour certaines localités méthodiquement choisies, des données scientifiques, aussi complètes que possible, sur toutes les conditions hygiéniques du pays, dans leurs rapports avec l'état sanitaire des populations et le développement des affections endémiques dans leur sein.

Pour assurer l'efficacité de l'enquête purement statistique, qu'il serait désirable de rendre aussi générale que possible, et qu'il ne serait guère possible de réaliser sur une très-grande échelle, qu'en la confiant aux agents ordinaires de l'administration, maires, curés, médecins cantonaux, etc., il est indispensable de la rendre facile, sûre et prompte, en restreignant les questions, pour leur nombre, aux faits les plus indispensables, pour leur nature, aux données les plus simples et les plus claires.

Quant à l'enquête scientifique, nécessairement restreinte pour le champ des applications à des localités judicieusement choisies, elle ne pourra être effectuée que par l'action des conseils d'hygiène, partageant la tâche entre leurs membres, d'après les aptitudes spéciales, les convenances de position, et appelant à leur aide le concours des médecins, des pharmaciens et des hommes compétents, résidant dans les localités à étudier.

1° *Enquête statistique générale.*

Le programme des questions à poser, dans l'enquête statistique générale, peut être le même pour le goître et pour le crétinisme.

L'enquête devra faire connaître, pour chaque commune, relativement à sa population :

1° Le nombre des habitants, hommes et femmes ;

2° Le nombre des individus atteints de l'endémie, goître ou crétinisme ;

3° Le nombre total des familles ;

4° Le nombre des familles entachées de goître, de crétinisme, ou à la fois de goître et de crétinisme.

— Relativement aux individus atteints de goître ou de crétinisme :

— Pour chaque individu :

5° Les nom et prénoms ;

6° L'âge ;

7° Le sexe ;

8° Le lieu de naissance ;

9° Le lieu de séjour depuis la naissance.

2° *Enquêtes spéciales; choix des localités.*

Les résultats de cette enquête donneront sur l'existence, la proportion et la distribution des endémies, des notions sommaires suffisantes pour permettre d'apprécier absolument et comparativement l'étendue et la gravité des affections et pour servir de point de départ au choix des localités auxquelles il sera convenable d'appliquer l'enquête scientique spéciale.

La connaissance du nombre des individus atteints dans chaque localité et de leur proportion à la population, constituera tout d'abord une donnée importante relativement à la détermination des localités où les affections pourront être considérées comme offrant incontestablement les caractères de l'endémie.

Il est certain que ces caractères appartiennent surtout aux localités où la proportion des individus affectés par rapport à la population totale, atteint un chiffre élevé; et que, sans perdre de vue l'utilité d'étendre les recherches à tous les faits et les applications à toutes les localités, la nécessité des recherches étiologiques et des applications prophylactiques se manifeste surtout pour les localités où le nombre des individus atteints est le plus considérable.

Les résultats de l'enquête statistique générale fourniront en outre, immédiatement et sûrement, des indications importantes pour le choix à faire entre les localités, en vue de l'étude spéciale du goître ou du crétinisme, ou des affinités du goître et du crétinisme.

Ainsi, pour assurer une généralité suffisante à des résultats qui ne seront obtenus que pour un nombre restreint de localités, il sera indispensable, et possible après l'enquête statistique, de choisir, dans les pays à goître, des localités où le goître est très-développé sans que le crétinisme s'y manifeste, des localités où le crétinisme se manifeste d'une manière notable à côté du goître plus ou moins développé, enfin des localités peu atteintes ou exemptes de goître dans le voisinage de celles où l'endémie est très-développée.

De même, on pourra et on devra choisir dans les pays à crétins, des localités où le crétinisme atteint le plus grand développement, quelle que soit la proportion des goîtreux, des localités où le crétinisme est dominant, par rapport au goître rare ou peu fréquent, des localités où le crétinisme est rare ou peu fréquent dans une population très-généralement atteinte du goître ; enfin des localités exemptes de crétinisme et même de crétinisme et de goître au voisinage des localités le plus gravement atteintes par l'endémie.

Ainsi se trouveront obtenus, à la suite de l'enquête générale, les principaux éléments du travail préliminaire de choix des localités qui doit nécessairement précéder la mise en œuvre et les applications diverses de l'enquête scientifique.

Les conseils d'hygiène, en procédant à ce choix, auront à faire entrer dans leurs motifs déterminants, d'autres considérations empruntées à une connaissance exacte des choses et des hommes dans les circonscriptions territoriales sur lesquelles s'exerce leur action.

Ainsi, il y aura lieu de ne pas négliger d'introduire dans les localités à étudier, celles qui analogues par l'intensité du développement de l'épidémie, offriraient des contrastes notables, soit dans leurs conditions géographiques et topographiques, soit dans les conditions d'occupations et de genre de vie chez les habitants, soit dans quelque autre condition hygiénique générale ou spéciale.

Parmi ces contrastes, il est possible de signaler comme importants à étudier, ceux qui résultent de l'éparpillement des habitations de la commune dans des hameaux très-différents les uns des autres, et au contraire de leur concentration dans des agglomérations considérables, où les quartiers offrent entre eux de grandes différences.

Il y aura enfin lieu de tenir compte, pour le choix des localités à à étudier, des facilités même de l'étude, soit à raison de la situation et de la configuration des lieux, — un grand nombre de communes, très-gravement atteintes dans les montagnes, ne se prêteraient que très-difficilement à des recherches approfondies, — soit à raison des ressources d'exploration scientifique, un certain nombre de recherches parmi les plus importantes, puisque ce sont celles qui font défaut à la science, exigeant une durée et une continuité qui ne sont guère compatibles qu'avec la résidence de l'observateur, dans la localité à étudier.

Si, pour une enquête statistique générale, qui ne peut en définitive aboutir qu'à des faits de simple dénombrement, il est convenable et même nécessaire de réduire le nombre et de simplifier la nature des questions, en vue de faciliter la mise en pratique et d'assurer l'exactitude de l'enquête, il en est tout autrement pour les enquêtes scientifiques partielles, qui ne peuvent conduire à des données plus larges, plus profondes et plus décisives sur la nature et sur les causes des endémies, qu'à la condition de ne laisser en dehors des recherches aucune des questions indiquées par le sujet, et en dehors des moyens d'observation, aucune des ressources et des méthodes fournies par la science.

3° *Enquêtes spéciales statistiques.*

Ainsi tout d'abord il sera nécessaire dans les enquêtes partielles, de développer, de compléter les données statistiques fournies par l'enquête générale et non-seulement de ne laisser sans constatation aucun des faits de quelque importance se rattachant aux populations et aux individus atteints par les endémies, mais encore d'adopter pour chacune des deux affections à étudier un programme de questions approprié à leur nature.

Aux renseignements obtenus, sur le nombre des familles et des individus atteints de l'endémie dans leur rapport avec le nombre des familles et des individus composant la population de la localité, l'enquête scientifique devra ajouter toutes les constatations de particularités, relatives aux familles et aux individus, qui sont de nature à faire apprécier non-seulement la forme et le degré de l'affection chez les individus, mais encore toutes les circonstances de consanguinité, de résidence, de profession, d'état de fortune, d'état de santé, qui représentent les conditions de personnes et de famille au milieu desquelles les affections endémiques se développent.

Sous ce double point de vue, les questions à résoudre statistiquement sont plus nombreuses et plus complexes pour le crétinisme que pour le goître.

En effet, pour le goître, les renseignements complémentaires à obtenir, en ce qui concerne la forme et le degré de l'affection chez les individus atteints, peuvent se réduire à ceux qui feront connaître :

1° Si le goître est petit, médiocre, ou volumineux;

2° S'il est ou non associé à un état de crétinisme ou de faiblesse intellectuelle;

3° S'il est congénial ou acquis depuis la naissance et dans ce cas à quel âge.

Les données indispensables à acquérir sur la forme, le degré et les circonstances du développement du crétinisme, sont beaucoup plus nombreuses. Elles doivent consister en renseignements précis et rigoureusement exacts pour chaque individu :

1° Sur l'existence ou l'absence du goître ;

2° Sur la taille;

3° Sur la conformation du corps et de la tête ;

4° Sur l'état des sens, principalement de la vue et de l'ouïe ;

5° Sur l'état des fonctions de mouvement.

6° Sur l'état des facultés intellectuelles et morales ;

7° Sur la faculté de la parole ;

8° Sur la capacité d'instruction religieuse, d'instruction primaire, de travail ;

9° Sur l'état général de la santé et la complication avec diverses maladies;

10° Sur l'époque de la vie à laquelle a été positivement constaté le défaut de développement — de l'intelligence, — de la croissance.

La question d'hérédité a une importance dominante en ce qui concerne le crétinisme.

Pour le goître, il pourrait suffire de constater, sous ce point de vue, si le goître existe chez le père ou chez la mère de l'individu affecté.

Mais, pour la détermination des conditions de l'influence héréditaire, en ce qui concerne le crétinisme et les affinités de cette affection avec le goître, il est indispensable de faire porter l'enquête non-seulement sur les individus atteints de crétinisme, mais encore sur tous les individus appartenant aux familles qui les ont produits.

Pour chaque famille entachée de crétinisme, l'enquête spéciale devra recueillir des données aussi exactes que possible sur les faits suivants :

1° Pour le père et pour la mère :

Nom,
Age,
Lieu de naissance,
Durée de la résidence dans la commune,
Profession,
Etat de fortune,
Etat de santé normal,
Goître,
Crétinisme à un degré quelconque;

2° Nombre des enfants à l'état normal, atteints de crétinisme, atteints de goître;

3° Existence du crétinisme :

En ligne ascendante, chez les parents du père ou de la mère;

En ligne collatérale, chez les frères ou sœurs du père ou de la mère;

En ligne descendante, chez les neveux ou nièces du père ou de la mère.

Parmi les données statistiques ainsi obtenues, avec un grand développement de détails, pour un nombre assez considérable de localités, il en est plusieurs qui seront de nature à jeter quelque jour sur l'étiologie du goître et du crétinisme, surtout au point de vue de l'hérédité.

Enquêtes spéciales étiologiques.

Mais l'objet principal de l'enquête scientifique spécialement destinée à éclairer l'étiologie du goître et du crétinisme devra être d'obtenir les moyens de comparer d'une manière plus complète et plus approfondie, que ne l'ont pu faire les enquêtes du passé, toutes les conditions qui peuvent influencer le développement de l'organisme et l'accomplissement de la vie humaine dans les localités où règnent les endémies, par opposition aux conditions offertes par les localités qui, dans la même région, dans les mêmes contrées, ou dans d'autres pays, demeurent affranchies de l'invasion de ces endémies.

Une telle comparaison n'est réalisable qu'au moyen de topographies médicales, instituées de manière à embrasser par des études complètes tous les éléments hygiéniques, dans un nombre suffisant de localités, méthodiquement choisies en vue de faire ressortir le contraste qu'elles loivent présenter aussi bien entre les causes qu'entre les effets, de mettre en saillie les conditions spéciales qui peuvent appartenir en commun à plusieurs groupes de localités, et enfin de dégager des conditions similaires et communes, celles qui appartiennent en propre aux localités où règne l'endémie.

Les indications générales, qui ont été précédemment tracées, relativement aux considérations principales d'après lesquelles devra se faire le choix des localités à soumettre à l'enquête scientique, devront suffire pour guider, dans cette opération délicate d'où dépend en grande partie le succès de l'œuvre, les conseils d'hygiène seuls compétents pour subordonner ce choix à une connaissance exacte et complète des localités.

Après avoir recommandé ce sujet important à la sollicitude des conseils d'hygiène, on peut se reposer sur leur discernement pour le choix des localités à soumettre à l'enquête spéciale.

Quant aux topographies médicales, qui doivent résumer les résultats de l'enquête étiologique dans chacune des localités choisies, il est indispensable de déterminer avec précision et exactitude les objets qu'elles devront comprendre, afin d'imprimer aux recherches l'uniformité qui seule peut donner aux résultats les caractères de faits exactement comparables.

Les études à entreprendre pour chaque localité devront comprendre les faits suivants :

1° Description de la localité fournissant des détails circonstanciés : sur la nature géologique du sol et sa configuration ; sur l'exposition de ses diverses régions par rapport à l'action du soleil et au renouvellement de l'air, sur ses relations de contiguïté, de voisinage, de communication par les courants atmosphériques avec les cours d'eau et les terrains marécageux, inondés ; sur la nature des cultures et la disposition des plantations ; sur les conditions d'écoulement pour les eaux ;

2° Analyse complète de toutes les eaux usitées comme boisson, instituée d'après une méthode uniforme, ayant pour résultat non-seulement la détermination qualitative des principes contenus dans ces eaux, en y recherchant avec soin ceux qui pourraient y exister en quantités minimes, tels que la magnésie, l'iode, etc., mais encore la détermination quantitative de chacun des éléments existants dans les eaux ;

3° Analyse de l'air libre dans la localité, au moins pour deux époques de l'année correspondante, durant la saison chaude et la saison froide, au moment où le dégagement des miasmes paludéens dans l'atmosphère est le plus évidemment favorisé ou empêché ;

4° Analyse de l'air confiné dans quelques-unes des habitations situées au rez-de-chaussée, ou au-dessous du niveau du sol et occupées en commun d'une manière continue, pendant la saison froide, par les habitants et les bestiaux ;

5° Observations météorologiques, continuées pendant une année au moins, de manière à embrasser les quatre saisons, et obtenues, d'après une méthode uniforme, avec des instruments physiques, de bonne qualité et exactement comparables.

6° Renseignements sur le nombre, la disposition et l'état des habitations et de leurs dépendances immédiates, sur les conditions de leur groupement et de leur agglomération, en tout ce qui se rapporte à l'hygiène publique ;

7° Renseignements sur les habitudes de la population en tout ce qui concerne l'hygiène privée, alimentation, vêtements, etc. ;

8° Renseignements sur la nature des occupations, sur le taux des salaires dans leur rapport avec le prix des denrées, sur la nature des relations avec les agglomérations voisines, sur les coutumes en ce qui touche les mariages et l'éducation des enfants, sur l'état de l'instruction et la nature des institutions destinées à la développer ;

9° Renseignements sur les maladies observées dans la localité sous les formes endémique, épidémique et sporadique, notamment sur les scrofules, le rachitisme et les fièvres intermittentes ; et sur la mesure suivant laquelle les crétins et les goîtreux participent aux maladies communes et plus spécialement aux maladies de l'enfance, variole, varioloïde, varicelle, rougeole, scarlatine ;

10° Renseignements circonstanciés sur la mortalité dans la localité : proportion de la mortalité, longévité, causes les plus ordinaires de la mort, chez les habitants en général, chez les crétins et les goîtreux en particulier ;

11° Renseignements sur l'histoire du développement de l'endémie dans la localité.

L'endémie y a-t-elle existé de temps immémorial ?

S'y est-elle manifestée pour la première fois à une époque certaine et dans quelles conditions ; par immigration de familles entachées ; par mariage, etc ?

Y a-t-elle augmenté, et dans quelles circonstances ?

Y a-t-elle diminué ; s'y est-elle éteinte et sous l'influence de quelles causes : émigrations et immigrations, ouverture de routes, défrichements, endiguement des cours d'eau, etc., développement du commerce, de l'industrie, etc.

12° Renseignements sur l'état du développement et de la santé chez les animaux domestiques, sur les faits d'existence de goître dans les diverses espèces, et sur les circonstances principales d'origine, d'éducation, d'alimentation et de stabulation se rapportant à ces animaux dans la localité, ou dans les pays d'origine.

Dans les localités où règne le crétinisme, il serait important de réunir pour plusieurs familles, entachées de l'endémie, des observations développées dans lesquelles on indiquerait, pour le plus grand nombre possible de générations, les divers degrés de crétinisme dont chaque membre se serait trouvé atteint, et les faits d'immunité individuelle, et pour le plus grand nombre possible d'individus, les conditions d'alliance par mariage, d'habitation, de profession, d'instruction, d'habitudes personnelles, etc., qui ont pu exercer de l'influence sur le développement du crétinisme, soit chez eux-mêmes, soit chez leurs enfants.

Il y aurait lieu, à ce sujet, de vérifier si le déplacement des mères, pendant la grossesse et jusqu'à l'accouchement et des enfants, après leur naissance, effectué des localités où règne le crétinisme, dans des localités qui en sont exemptes et notamment dans des villages voisins situés à une grande élévation dans les montagnes, est mis en usage par les populations, soit spontanément, soit par suite de conseils médicaux, et si des faits authentiques ont démontré l'efficacité de ces pratiques pour prévenir le développement du crétinisme.

Il serait désirable de profiter de l'organisation d'études continues dans les localités soumises d'une manière spéciale à l'enquête scientifique, pour appliquer une méthode uniforme de mensuration de la tête à tous les crétins, à divers degrés, de quelques-unes de ces localités, et à un certain nombre d'individus choisis dans des conditions analogues d'âge et de situation, parmi les habitants de localités voisines où le crétinisme n'existerait pas.

Enfin il serait important de ne laisser échapper aucune occasion d'obtenir, dans les cas de décès de crétins, la possibilité de constater l'état des organes après la mort au moyen d'autopsies confiées à des médecins expérimentés.

4° *Enquêtes spéciales prophylactiques.*

Les règles à suivre dans l'enquête prophylactique ne peuvent être tracées que d'une manière très-générale. Il est d'abord évident que les mesures prophylactiques ne doivent laisser, en dehors de leur action, aucune des localités atteintes par les endémies, à un degré quelconque.

Si, d'une part, les localités où elles sévissent avec la plus grande intensité, réclament à juste titre une intervention aussi énergique et aussi prompte que possible, il est, d'autre part, permis d'espérer que les mesures les plus faciles à appliquer immédiatement seront surtout efficaces dans les localités où le mal est moins général et moins grave.

Les indications et les moyens de la prophylaxie ne pourront atteindre en général le degré de précision et de perfection dont ils sont susceptibles, que quand l'étiologie elle-même sera parvenue à son dernier terme de certitude scientifique.

Ce n'est qu'à ce moment qu'il sera possible de chercher à systématiser un ensemble de mesures applicables à toutes les localités où règnent les endémies, avec quelques chances d'en amener la complète extinction.

Mais en attendant, quelques-unes des conditions les plus défavorables à la santé publique au point de vue de l'hygiène générale, et les plus aptes à favoriser le développement des endémies du goître et du crétinisme, d'après les données déjà acquises de l'observation et de la science, sont susceptibles d'être immédiatement atténuées, neutralisées ou supprimées par des mesures d'une application facile et peu coûteuse.

Il en est ainsi par exemple de certaines mesures propres à assurer des eaux potables de bonne qualité, à assainir le sol par l'écoulement des eaux, par le déboisement, les habitations, par l'application des lois relatives aux logements insalubres.

C'est à la détermination précise des mesures évidemment indiquées et immédiatement applicables, pour chacune des localités atteintes des endémies, que l'enquête prophylactique devra tout d'abord et surtout s'attacher.

Et il est désirable à ce sujet que les conseils d'hygiène se mettent en état de fournir le plus tôt possible à l'administration supérieure, des propositions nettement formulées et fortement motivées, pour toutes les localités où l'utilité de mesures immédiatement applicables aurait été reconnue.

Ce n'est qu'à l'aide d'études plus approfondies, plus longtemps continuées et étendues à des ensembles de localités, qu'il sera possible de saisir des indications prophylactiques plus générales et plus importantes et d'y rattacher des propositions d'une application plus large, dans l'intérêt de la suppression des conditions d'insalubrité et des causes endémiques non-seulement dans les localités, mais encore dans les contrées plus ou moins étendues où les endémies propagent leur action funeste sur la santé publique.

DOCUMENTS STATISTIQUES

(Tableau I.)

SAVOIE. — Enquête Sarde.

Nombre et proportion des crétins dans les diverses communes de la Savoie où la proportion s'élève au-dessus de 30 sur 1.000.

CLASSEMENT d'après la proportion des crétins de tous degrés.	PROVINCES.	MANDEMENTS.	COMMUNES.	POPULATION.	NOMBRE DES — CRÉTINS, DEMI-CRÉTINS ET CRÉTINEUX. — Sans goitre.	Avec goitre.	Non spécifiés.	TOTAL.	CRÉTINS au plus haut degré.	PROPORTION sur 1.000 — Des crétins demi-crét. et crétineux.	Des crétins incomplets.	NOMBRE des GOITREUX.	PROPORTION sur 1.000 des GOITREUX.
1	MAURIENNE	AIGUEBELLE	St-Alban-des-Hurtières	1.209	5	134	»	139	51	114.9	42.1	303	250.6
2	—	LACHAMBRE	La Chambre et St-Avre	828	24	65	»	89	48	107.4	57.9	19	23.9
3	—	MODANE	Avrieux	247	1	25	»	26	5	105.2	20.2	30	121.4
4	—	LACHAMBRE	Lachapelle	854	16	59	»	75	30	87.8	35.1	70	81.9
5	TARENTAISE	BOZEL	Lasaulce	425	3	7	»	10	7	80.0	56.0	»	0.0
6	FAUSSIGNY	SALLANCHES	Domancy	659	17	35	»	52	7	78.9	40.6	28	42.4
7	HAUTE-SAVOIE	ALBERTVILLE	Tours	649	15	20	16	51	13	78.5	20.0	19	29.2
8	TARENTAISE	BOZEL	Bozel	1.472	6	103	»	109	31	74.0	21.0	900	611.4
9	HAUTE-SAVOIE	ST-JEAN-DE-MAURIENNE	St-Pancrace	401	11	18	»	29	13	72.5	32.4	36	89.7
10	MAURIENNE	GRESY	N.-D.-des-Millières	1.030	19	55	»	74	4	71.8	3.8	16	15.5
11	SAVOIE-PROPRE	AIGUEBELLE	Chamousset	301	7	14	»	21	6	70.0	19.9	18	59.8
12	MAURIENNE	MONTMÉLIAN	Layssaud	579	11	28	»	30	7	67.3	12.0	14	24.1
13	TARENTAISE	MOUTIERS	Bellecombe	330	11	11	»	22	4	66.6	12.1	209	633.3
14	MAURIENNE	LACHAMBRE	Ste-Marie-de-Cuine	762	6	44	»	50	26	65.6	34.1	120	157.4
15	—	ST-MICHEL	St-Martin-la-Poste	757	2	46	»	48	21	63.4	27.7	72	96.4
16	—	ST-JEAN-DE-MAURIENNE	Jarrier	936	4	55	»	59	22	63.1	23.5	56	59.8
17	—	—	Pontamafrey	129	»	8	»	8	2	62.0	15.5	78	604.6
18	TARENTAISE	MOUTIERS	St-Laurent-de-la-Côte	365	»	22	»	22	6	60.2	16.4	4	10.9
19	HAUTE-SAVOIE	ALBERTVILLE	Grignon-Hevaux	389	3	20	»	23	5	59.1	12.8	27	69.4
20	MAURIENNE	MODANE	Fourneaux	170	6	4	»	10	2	58.8	11.7	18	105.8
21	—	AIGUEBELLE	St-Georg.-d.-Hurtières	1.155	1	64	»	65	24	56.2	20.8	231	200.0
22	FAUSSIGNY	ST-GERVAIS	Servoz	616	»	34	»	34	16	55.2	25.9	»	0.0
23	MAURIENNE	AIGUEBELLE	Epierre	490	»	26	»	26	15	53.0	30.6	38	77.5
24	TARENTAISE	BOZEL	Pralognan	1.043	5	50	»	55	27	52.7	25.8	»	0.0
25	MAURIENNE	LACHAMBRE	Les Chavannes	319	2	14	»	16	12	50.1	37.6	9	28.2
26	TARENTAISE	MOUTIERS	Notre-Dame-du-Pré	667	3	»	30	33	3	49.4	4.4	»	0.0
27	HAUTE-SAVOIE	GRESY	Ste-Hélène-d.-Millières	1.372	33	34	»	67	15	48.8	10.9	361	263.1
28	MAURIENNE	ST-MICHEL	St-Martin-d'Outre-Arc	287	»	14	»	14	12	48.7	41.8	77	268.3
29	FAUSSIGNY	SALLANCHES	Sallanches	2.085	38	59	»	97	32	46.5	15.3	80	38.3
30	TARENTAISE	MOUTIERS	Grandcœur	376	12	5	»	17	1	45.2	2.6	13	34.5
31	MAURIENNE	LA CHAMBRE	St-Martin-s-la-Chambre	449	2	18	»	20	12	44.5	26.7	40	88.1
32	—	AIGUEBELLE	Argentine	1.379	10	49	»	59	33	42.7	23.9	230	165.8
33	—	LA CHAMBRE	St-Rémy	834	»	35	»	35	15	41.9	17.9	275	328.5
34	—	AIGUEBELLE	St-Léger	469	5	14	»	19	5	40.4	10.6	69	147.1
35	—	ST-JEAN-DE-MAURIENNE	Hermillon	535	4	17	»	21	18	39.2	33.6	56	104.6
36	HAUTE-SAVOIE	ALBERTVILLE	Monthion	359	»	14	»	14	»	39.0	0.0	22	61.0
37	TARENTAISE	MOUTIERS	Petit-Cœur	206	4	4	»	8	»	38.8	0.0	13	63.1
38	SAVOIE-PROPRE	YENNE	Labalme	592	8	15	»	23	10	38.8	16.8	12	20.2
39	TARENTAISE	MOUTIERS	St-Marcel	428	»	16	»	16	4	37.3	9.3	187	436.9
40	MAURIENNE	ST-JEAN-DE-MAURIENNE	St-Julien	824	2	26	»	28	17	33.9	20.6	27	32.7
41	SAVOIE-PROPRE	MONTMÉLIAN	Planaise	518	7	10	»	17	9	32.8	17.3	9	17.3
42	MAURIENNE	MODANE	Orelle	1.177	4	34	»	38	6	32.2	5.0	82	69.6
43	—	ST-JEAN-DE-MAURIENNE	Villargourdan	440	»	14	»	14	5	31.8	11.3	95	215.9
44	—	CHAMOUX	Bourget-en-l'Huile	512	7	9	»	16	3	31.2	5.8	78	152.3
45	—	AIGUEBELLE	Ayton	1.003	19	12	»	31	20	31.0	19.9	27	26.9
46	—	—	Bourgneuf	406	4	8	»	12	7	30.0	17.2	20	49.2
47	TARENTAISE	AIME	Landry	864	»	26	»	26	11	30.0	12.7	45	52.0

Communes qui, d'après l'enquête Sarde, contenaient des goitreux et ne contenaient pas de crétins.
28 sur 261.

NOMS DES COMMUNES.	NOMBRE DES GOITREUX.	POPULATION.	PROPORTION des goitreux sur 1.000 habitants.
Chambéry	9	15.916	0.56
La Chapelle-Blanche	30	591	52.4
La Trinité	25	761	32.8
Verneil	4	490	8.1
Les Echelles	6	1.100	5.4
Saint-Christophe	15	851	17.6
Saint-Franc	5	514	9.6
Saint-Jean-de-Cour	21	439	48.1
Villard-d'Héry	12	387	31.0
Villaroun	5	304	16.4
Mötz	13	749	17.3
Saint-Pierre-d'Albigny	45	3.498	12.8
Cesarches	3	258	11.6
Thenesol	14	405	34.5
Montailleur	20	1.167	17.0
Tournon	12	322	37.2
Verrens-Arvey	2	749	2.7
Reyvrod	11	642	17.0
Dallaison	6	696	8.6
Larringes	3	1.141	2.6
Chatillon	1	1.116	0.9
Rivière-en-Verse	3	780	3.8
Montendry	7	518	13.5
Bessans	1	1.100	0.9
Thermignon	10	1.254	8.0
Saint-André	65	1.299	50.0
Fontaine-le-Puits	8	273	29.3
Saint-Oyen	11	235	46.8

Communes qui, d'après l'enquête Sarde, contenaient des crétins et ne contenaient pas de goitreux.
42 sur 261

NOMS DES COMMUNES.	NOMBRE DES CRÉTINS. Sans goître.	Avec goître.	TOTAL.	POPULATION.	PROPORTION des crétins sur 1.000 habitants.
Détrier	6	1	7	291	24.7
Lacroix-de-la-Rochette	2	»	2	292	6.8
Labanche	1	»	1	660	1.5
Montmélian	5	»	5	1.325	3.7
Arbin	1	»	1	639	1.5
Saint-Pierre-de-Soucy	1	»	1	1.015	0.9
Le Bourget	8	»	8	1.901	4.2
Saint-Sulpice	»	4	4	645	6.2
Saint-Genin	2	»	2	1.786	1.1
Avressieux	2	»	2	759	2.6
Saint-Sigismond	2	»	2	405	3.6
Ugines	3	»	3	2.944	1.0
Anthy	1	»	1	529	1.8
Thollon	3	1	4	1.246	3.2
Lebiot	2	»	2	1.443	1.3
Morzine	3	»	3	2.005	1.4
Arlhas, P. N. Dame	3	»	3	787	3.8
Volraz Moulhoux	4	»	4	873	4.6
Scientrier	3	»	3	457	6.5
Saint-Gervais	15	3	18	2.477	7.2
Servoz	»	34	34	616	55.2
Latour	1	»	1	639	1.4
Ossion	2	1	3	998	3.0
Combloux	2	»	2	1.147	1.7
Sixt	2	»	2	1.659	1.2
Poprenaz	2	»	2	251	8.0
Thorens	7	»	7	2.447	2.8
Albanne	3	»	3	537	5.5
Montrond	»	14	14	512	28.0
Hauteville	3	8	11	456	18.5
Saint-Colomban-des-Villars	2	»	2	1.883	1.0
Solières-Sardières	1	»	1	642	1.5
Bonneval	4	»	4	606	6.6
Celliers	1	»	1	409	2.4
Hautecour	6	»	6	564	10.7
Notre-Dame-du-Pré	3	»	33	667	49.4 (30 crétins indéterminés.)
La Côte-d'Aime	»	»	26	894	29.1 (26 crétins indéterminés.)
Montgirod	6	5	11	798	13.9
Les Chapelles	2	»	2	1.042	1.8
Lasauloe	3	7	10	125	80.0
Pralognan	5	50	55	1 043	52.7
Saint-Bon	3	2	5	989	5.0
	125	130	311		

(Tableau XXI.)

FRANCE. — Départements de l'Isère, des Hautes-Alpes et des Basses-Alpes.

ENQUÊTE DU Dr NIEPCE.

ISÈRE. — Sur 223 communes.

157 contenant des goitreux et des crétins.
108 contenant des goitreux et ne contenant pas de crétins.
58 ne contenant ni goitreux, ni crétins.

Communes qui, contenant une portion considérable de goitreux, ne contiennent pas de crétins.

NOMS DES COMMUNES.	NOMBRE DES GOITREUX.	POPULATION.	PROPORTION des goitreux sur 1.000 habitants.
Moretel	43	421	102.1
Méandre	34	1.008	33.7
Besse	57	1.027	45.7
Les Gauchoirs	16	100	160.0
Villars-Reymond	31	288	107.7
Thoranne	11	68	161.7
Trezanne	28	64	437.5
Saint-Paul-les-Monestier	14	330	42.4
Treffort	18	253	71.1
Saint-Hilaire	34	451	75.3
Prestes	58	519	111.7
Larivière	93	903	102.9

Cantons contenant des goitreux et ne contenant pas de crétins.

NOMS DES CANTONS.	PROPORTION DES COMMUNES CONTENANT DES GOITREUX.	NOMBRE DES CRÉTINS.	NOMBRE DES GOITREUX.	POPULATION.	PROPORTION des goitreux sur 1.000 habit.
Canton de St-Marcellin	10 comm. s. 16	1	382	11.307	33.7
— de Rives	11 — 12	1	462	14.447	31.9
— de St-Geoire	9 — 13	0	140	7.157	19.5
— de Beauvoisin	8 — 13	0	110	9.847	11.1
— de Latour-du-Pin	10 — 16	0	146	10.642	13.7
— de Virieu	11 — 14	0	150	19.406	15.9
— de Grenoble (Est)	5 — 8	0	99	4.601	21.5
— de Grenoble (Nord)	5 — 8	0	170	3.617	47.0

HAUTES-ALPES. — Sur 188 communes.

123 contenant des goitreux et des crétins.
15 contenant des goitreux et ne contenant pas de crétins.
50 ne contenant ni goitreux ni crétins.

Communes contenant une proportion considérable de goitreux et ne contenant pas de crétins.

NOMS DES COMMUNES.	NOMBRE DES GOITREUX.	POPULATION.	PROPORTION des goitreux sur 1.000 habitants.
Lesauze	26	280	92.8
Labeaume (Haute)	19	117	162.4
Forest-Saint-Julien	16	441	36.2
Molines	13	161	80.7
Saint-Eusèbe	13	591	23.1
Eoures	18	562	30.4
Salerans	31	462	67.0
Châtillon-le-Désert	12	114	105.2
Clausonne	19	73	260.2
Mont-Clus	10	261	38.3
Sigottier	18	353	50.9
Lettret	21	128	164.0

Cantons contenant des communes atteintes du goitre et exemptes de crétinisme.

NOMS DES CANTONS	PROPORTION des communes conten. des goitreux et pas de crétins.	NOMBRE DES CRÉTINS.	NOMBRE DES GOITREUX.	POPULATION.	PROPORTION des goitreux sur 1.000 habit.
Canton de Guillestre	1 comm. s. 11	1	75	1.006	74.5
— de Savines	1 — 6	0	26	280	92.7
— d'Aspres-l.-Veynes	1 — 9	0	19	117	162.4
— de St-Bonnet	3 — 24	0	42	1.164	36.0
— de Ribiers	2 — 9	0	49	1.053	46.5
— de Veynes	2 — 10	0	31	187	112.3
— de Serres	2 — 12	0	28	614	45.6
— de Tallard	3 — 9	0	63	1.116	56.4

BASSES-ALPES. — Sur 256 communes.

160 contenant des goitreux et des crétins.
48 contenant des goitreux et ne contenant pas de crétins.
48 ne contenant ni goitreux ni crétins.

Communes contenant une proportion considérable de goitreux, et ne contenant pas de crétins.

NOMS DES COMMUNES.	NOMBRE DES GOITREUX.	POPULATION.	PROPORTION des goitreux sur 1.000 habitants.
Saint-Jacques	12	206	58.2
Saint-Lyons	4	180	22.0
Tartanne	20	512	39.2
Champternier	42	406	103.4
Entrages	38	310	122.5
Lapramuse	13	72	180.3
Draix	18	176	102.2
Marioux	20	165	121.2
Beyne	38	417	91.1
Bras-d'Asse	19	436	43.5
Allemagne	30	724	41.4
Fugeret	137	619	221.3
Meailles	125	587	212.9
Ganagobie	30	92	326.0
Châteaufort	35	230	152.1

Cantons contenant des goitreux et ne contenant pas de crétins.

NOMS DES CANTONS.	PROPORTION DES COMMUNES CONTENANT DES GOITREUX.	NOMBRE DES CRÉTINS.	NOMBRE DES GOITREUX.	POPULATION.	PROPORTION des goitreux sur 1.000 habitants.
Canton de Forcalquier	5 comm. s. 10	0	85	2.040	28.8
— de Manosque	2 — 6	1	54	6.707	8.0
— de Peyruis	3 — 5	1	109	2.196	49.6
— de Reillanne	5 — 11	1	103	3.166	32.5

(Tableau IV.)

FRANCE. — Département du Bas-Rhin. — Enquête de 1851.

RÉSULTATS PUBLIÉS PAR M. LE DOCTEUR TOURDES.

BAS-RHIN. — Sur 542 communes . . . .
- 18 contenant des goitreux et des crétins.
- 19 contenant des goitreux et ne contenant pas de crétins.
- 1 contenant des crétins et ne contenant pas de goitreux.

Communes contenant des goitreux et des crétins.

NOMS DES COMMUNES.	NOMBRE DES CRÉTINS.	NOMBRE DES GOITREUX	POPULATION.	PROPORTION SUR 1.000 HABITANTS.	
				DES CRÉTINS.	DES GOITREUX
Robertsau	5	31			
Neuhof et Neudorf	21	29			
Ill Kirch et Graffenstaden	6	10	5.268	2.4	3.1
Plobsheim	9	4	1.473	6.1	2.7
Eschau Wibolsheim	8	10	1.336	5.9	7.4
Offendorf	4	10	1.464	2.7	6.8
Drusenheim	7	9	1.848	3.7	4.8
Schirrheim	6	5	1.215	4.9	4.1
Souffelnheim	2	4	3.080	0.6	1.2
Dalhunden	13	4	752	17.3	5.3
Stattmatten	1	4	455	2.1	8.7
Avenheim	1	2	539	1.8	3.6
Neuhaeusel	8	20	282	28.3	74.4
Rœschwoog	1	6	1.287	0.8	4.6
Esbenbach	1	5	1.060	0.9	4.7
Scherwiller	10	20	2.836	3.5	7.0
Rhinau	15	150	1.562	9.6	96.0
Ernolsheim	qq. cas.	30			

Communes contenant des goitreux et ne contenant pas de crétins.

NOMS DES COMMUNES.	NOMBRE DES GOITREUX.	POPULATION.	PROPORTION DES GOITREUX PAR 1.000 HABITANTS.
PortLouis	11	373	29.4
Lalaye	10	934	10.7
Neubois	6	696	8.6
Steigé	8	1.330	6.0
Friesenheim	30	689	43.6
Gerstheim	17	1.583	10.7
Daubensand	22	277	79.4
Obenheim	14	870	16.0
Schœnau	66	712	92.6
Diebolsheim	56	745	75.1
Boofzheim	47	1.220	38.5
Richtolsheim	27	320	84.3
Mackenheim	70	1.026	68.2
Saasenheim	65	600	108.3
Astolsheim	62	916	67.6
Ottersthal	20		
Lauterbourg	8		
Saint-Jean-des-Chaux	Quelques cas.		
Eclhaslewiller	Id.		

Communes contenant des crétins et ne contenant pas de goitreux : La Wautzenau, 5 crétins sur 2.501 habitants, 1.99 sur 1.000.

Dans le canton d'Erstein, 10 communes ne contenant pas de crétins, contiennent 373 goitreux sur 7.649 habitants, = 48.7 sur 1.000.

(Tableau V.)

FRANCE. — Département de la Seine-Inférieure. — Enquête de 1851.

RÉSULTATS PUBLIÉS PAR M. LE DOCTEUR VINGTRINIER.

SEINE-INFÉRIEURE. — Ne contient de goitreux que dans l'arrondissement de Rouen.

Arrondissement de ROUEN. — Sur 49 communes riveraines de la Seine { 23 contiennent des goitreux et ne contiennent pas de crétins.
26 ne contiennent ni goitreux ni crétins.

La proportion des goitreux diffère très-sensiblement d'une rive à l'autre.

Communes de la rive droite.

NOMS DES COMMUNES.	NOMBRE DES GOITREUX.	POPULATION.	PROPORTION DES GOITREUX SUR 1.000 HABITANTS.
Sotteville-sous-le-Val	3	371	8.3
Freneuse-s.-Seine	14	570	24.5
Saint-Aubin-Jouxte Boulleng	58	1.404	41.3
Cléon	9	504	17.8
Tourville-la-Rivière	12	819	14.6
Les Authieux	5	369	13.5
Ymare	4	355	11.8
Gouy	1	242	4.1
Amfreville-l.-Mi-voie	8	1.108	7.2
Canteleu-Dieppedalle		3.371	1.4
Saint-Martin-Boscherville	1	961	1.0
Saint-Pierre-de-Varangeville	8	704	11.2
12 communes	128	10.755	11.9

Communes de la rive gauche.

NOMS DES COMMUNES.	NOMBRE DES GOITREUX.	POPULATION.	PROPORTION DES GOITREUX SUR 1.000 HABITANTS.
Caudebec	42	7.292	5.7
Elbeuf	20	17.534	1.1
Lalonde	7	1.603	4.3
Orival	3	1.640	1.8
Oissel	14	3.482	4.0
Saint-Etienne-du-Rouvray	13	1.547	8.4
Sotteville-les-Rouen	4	4.960	0.8
Petit-Quevilly	12	3.105	3.8
Petit-Couronne	1	982	1.0
Grand-Couronne	8	1.574	5.4
10 communes	124	43.719	2.8
Total, 22 communes	252	54.474	4.5

(Tableau VI.)

Enquête Sarde.

Appréciations de la nature des eaux en général dans les divers mandements des États Sardes, d'après les observations de M. Ca

	Eau de sources et de torrents entretenus par la fonte des neiges.	Eau de source tufacée et contenant carbonate et sulfate de chaux.	Eau de source.	Eau de puits ou de citerne.
SAVOIE PROPRE.	La Rochette. *Beaucoup de carb. de chaux.* Les Echelles. } *Beaucoup de carbonate et* Montmélian.. } *sulfate calcaire*.........	Ruffieux. Commune de Serrières (*tuf.*). St-Pierre -d'bigny	Chambéry. Motte-Servolex.	Yenne. *Altérée p voisin. de cloaqu*
HAUTE-SAVOIE.	Albertville. *Eau de fonte de neiges dans citernes*............ Beaufort. *Qualité excellente*........... Grésy. *Et eau de l'Isère*......	Urgines (*tuf.*).		
CHABLAIS.	Le Biot.........................	....	Thonon. Douvaine. Evian.	
FAUSSIGNY.	Bonneville.. } Annemasse. } Cluses...... } La Roche... } *Eau d'Arve dont les 4/5 proviennent de la fonte de neiges*............ Reignier........ Saint-Gervais......... Saint-Jeoire.......... Sallanches. *Et eau d'Arve*.........	....	Samoëns. Taninge.	
MAURIENNE.	Saint-Jean-de-Maurienne. *Dans quelques localités surchargées de sulfate de chaux*... Aiguebelle............ Lanslebourg............	Lachambre. Modane (*tuf.*). Saint-Michel (*tuf.*).	Chamoux.	
TARENTAISE.	Moutiers............. Aime............. Bourg Saint-Maurice. *Et eau de l'Isère*...	Bozel (*tuf.*).		
AOSTE.	Morgex. Quart. Verrès. Aoste.... } Châtillon. } Donnaz.. } Gignod.. } *Eau de la Doire Baltée et torrents.*			
TURIN.	....	....	Carignano. *Médiocre.* Casalborgone. Cerès....... } Moncalieri..... } Riva di Chieri. } Sciolze....... } Veneria Reale. } Viù......... } *Eau de bonnes sources.*	

Tableau VI *suite.*)

	Eau de sources et de torrents entretenus par la fonte des neiges.	Eau de source tufacée et contenant carbonate et sulfate de chaux.	Eau de source.	Eau de puits ou de citerne.
…ÉE.	Locana. Ivrée. Settimo-Vittone. *Eau de la Doire Baltée et torrents*	. . . .	Azeglio. Borgomasino. Caluso. Castellamonte. Cuorgnè. Lessolo. Pavone. Pont. *Excellente.* Saint-Giorg. Vistrorio.	Strambino. *Eaux troubles et limon.*
…NE-…OL.	Fenestrelle. Perosa.	. . . .	Pignerol. Brichcrasio. *très-pures.*	Buriasco. *Eau de pluie et de source réputée capable de donner le goître.* Cavour. Vigone.
…JSE.	Suse. Condove.			
…ONI.	. . . .	. . . .	Coni. Caraglio.	
…LBE.	. . . .	. . . .	. . . .	Cassale. Morra.
…ALU-…ES.	Paesana. *Et du Pô.* Revello. — Sanfront. —	. . . .	Saluces. Barge. Venasca. Verzuolo.	Cavaller-maggiore. Moretta. *Eau de pluie de bonne qualité.* Raconniggi. *Eaux limon. et troubles réputées propres à donner le goître.*
…XANDRIE.	. . . .	. . . .	. . . .	Alessandria.
…STI.	. . . .	. . . .	. . . .	Montechiaro. Saint-Damiano. *Eau de pluie.*
…RTONE.	. . . .	. . . .	. . . .	Tortonia.
…NA-…ARE.	. . . .	. . . .	. . . .	Novara. *Eau de pluie médiocre.* Carpignano. *Eau de pluie souvent infectée par cloaques.* Romagnano. *Assez bonne qualité.*
…ICE.	Guillaume. *Très-bonne qualité.*			
…EILLE.	. . . .	Pieve.	Osseglia. Borgomaro.	Diano Castello.

(Tableau VII.)

Enquête Sarde.

Données fournies sur la composition des eaux, dans diverses localités, par l'enquête Sarde, d'après les analyses de M. Cantu.

DESIGNATION DES LOCALITÉS.	NOMBRE ET PROPORTION POUR 1,000 DES. Goitreux.	Crétins.	Carbonate de chaux.	Sulfate de chaux.	Chlorure de calcium.	Chlorure de sodium.	Sels magnésiens.	Iode et brôme	Fer, silice, alumine	TOTAL sur 1,000 gr.	Matière organique.	Principes divers.
SAVOIE.												
(MANDT. D'ALBERTVILLE.)												
Conflans. *Eau de citerne*	N. 11 P. 3.2	N. 15 P. 4.4	…	T. P. Q.	T. P. Q.	T. P. Q	…	Traces	…	…	Abond.	
Grignon. —	N. 27 P. 69.4	N. 23 P. 59.1	…	P. Q.	P. Q.	P. Q.	…	Traces	…	…	…	Tr. d'hydr. sulfure.
Gabegy (commune de la Bâthie). *Eau de citerne*	…	…	…	P. Q.	Traces	P. Q.	…	Traces				
Saint-Clément (commune de la Bâthie). *Ruisseau*	N. 18 P. 16.4	N. 7 P. 6.3	…	T. P. Q.	Q.	Q.	…	B. Traces				
Dallier (village)	…	…	…	Q.	Q.	Q.	…	Traces				
(MANDT. DE GRÉSY.)												
Sainte-Hélène-des-Millières. *Eau de la commune*	…	…	…	T. P. Q.	Q.	Q.	T. P. Q.	Traces				
Sainte-Hélène-des-Millières. *Eau potable des Millières*	N. 361 P. 263.1	N. 67 P. 48.8	…	Pr. moy.	T. P. Q.	T. P. Q.	…	Traces	…	…	Q.	
(MANDT. DE FAUSSIGNY.)												
Eau de l'Arve. (*Analyse de Tingry*) sur 50 litres, en hiver	…	…	43 gr.	34 gr.	8 gr.	…	C. et s. 38 gr	…	S. a. 7 g.	…	2 gr.	
— — — — en été	…	…	27	15 1/4	3 1/2	…	17	…	A. 0, 25	64. gr.	1 1/2	
PROVINCE D'AOSTE.												
Eau de la Doire Baltée	…	…	…	P. Q.	P. Q.	P. Q.	…	P. Q.				
Aoste. *Eau de la fontaine Fontainebleau*	N. 388 P. 54.4	N. 68 P. 9.5	…	P. Q.	T. P. Q.	T. P. Q.	…	P. Q.				
— *Eau du torrent Buttier*	…	…	…	T. P. Q.	T. P. Q.	T. P. Q.	Traces					
— *Hôpital Saint-Maurice*	…	…	…	P. Q.	P. Q.	P. Q.	…	P. Q.	…	…	…	Nitr. tr.-ab.
— *Cassine Bibiana (même hôpital)*	…	…	…	P. Q.	P. Q.	P. Q.	…	P. Q.				
— *Cassines Saint-Martin*	…	…	…	P. Q.	P. Q.	P. Q.	P. Q.					
— *Eau de Gressan*	…	…	…	Pr. nul.	P. Q.	P. Q.	Traces					
Saint-Vincent. *Eau de la commune*	N. 2 P. 1	N. 124 P. 63.5	…	P. Q.	P. Q.	P. Q.	…	P. Q.				
Châtillon. —	N. 100 P. 40.4	N. 24 P. 9.2	…	P. Q.	P. Q.	P. Q.	Traces	T. P. Q.				
Roysans. —	N. 120 P. 162 6	N. 48 P. 65.0	P. Q.	P. Q.	Traces	Traces						
Valpelline. —	N. 30 P. 45	N. 53 P. 79.5	…	P. Q.	Q.	Q.	Traces					
Morgex. *Fontaine Bienheureux Guillerme*	N. 23 P. 18	N. 8 P. 2.4	…	P. Q.	T. P. Q.	T. P. Q.	…	P. Q.				
Saint-Christophe. *Eau de la commune*	N. 90 P. 98.1	N. 34 P. 37	P. Q.	P. Q.	P. Q.	P. Q.	…	T. P. Q.				
Saint-Marcel. —	N. 144 P. 127.6	N. 17 P. 15	…	T. P. Q.	T. P. Q.	T. P. Q.						

(Tableau VII *suite*)

DÉSIGNATION DES LOCALITÉS.	NOMBRE ET PROPORTION POUR 1.000 DES Goitreux.	Crétins.	Carbonate de chaux.	Sulfate de chaux.	Chlorure de calcium.	Chlorure de sodium.	Sels magnésiens.	Iode et brome.	Fer, silice, alumine.	TOTAL sur 1.000 gr.	Matière organique.	Principes divers.
PROVINCE D'IVRÉE.												
Ivrée. *Eau du Naviglio*	N. 152 P. 17.9	N. 55 P. 6.4	....	P. Q.	T. P. Q.	T. P. Q.	....	Q. not.				
Albiano. *Eau*	N. 90 P. 98.1	N. 34 P. 37	P. Q.	P. Q.	P. Q.	P. Q.						
Vestigné. *Puits du milieu*	N. 303 P. 226	N. 19 P. 14.1	....	P. Q.	Q. not.	Q. not.	Traces	Q. not.	....	....	....	Nitr. de chaux
— *Puits dietro le case*	....	....	....	T. P. Q.	Q.	Q.	Traces	Q. not.				
Eau de l'Orco. *Vallées de Ceresole, Noasca et Locana*	....	....	....	....	T. P. Q.							
Locana. *Fontaine la Villa*	N. 0 P. 0	N. 44 P. 8.4	....	....	T. P. Q.	T. P. Q.						
— *Torrent Borel*	....	....	....	....	T. P. Q.	T. P. Q.						
PROVINCE D'ASTI.												
Antiguano. *Eau de citerne bue par goitreux*	....	....	....	P. Q.	P. Q.	P. Q.	....	P. Q.	....	....	Abond.	O.
— *Eau de citerne bue par famille de goitreux et crétins*	....	....	....	....	Traces	Traces	....	T. P. Q.	....	....	Abond.	Nitr. de ch.
— *Eau d'un puits de citerne bue par personnes non atteintes*	....	....	....	....	Traces	Traces	....	T. P. Q.	....	....	Assez ab.	T. P. P. Nit. de ch.
PROVINCE DE TORTONE.												
Pontecurone	....	....	....	Q. not.	Traces	Traces	....	Q. not.				
PROVINCE D'ONEILLE.												
Borgomaro. *Fontaine*	N. 31	N. 0	P. Q.	P. Q.	P. Q.	P. Q.	....	Traces				
Maro-Castello. *Eau*	N. 11	N. 1 P. 4	Q. moy.	T. P. Q.	T. P. Q.	T. P. Q.	....	B. Traces				
Diano-Castello. *Eau*	N. 0	N. 6 P. 4.9	....	P. Q.	Q. not.	Q. not.	Traces	Traces				
Diano-Arentino	N. 3	N. 4 P. 7.2	Q. not.	T. P. Q.	Q. not.	Q. not.	Traces					
Diano-Borello	N. 0	N. 2 P. 2.4	....	Traces	Q. not.	Q. not.						
Eau de la Craviara	....	....	Q. moy.									
Eau de Cantone-Vernetto	....	....	....	Traces	Q. not.	Q. not.						
Pieve. *Eau de Fontanossa, torrent Arogna*	N. 48 P. 14.8	N. 13 P. 4.1	....	P. Q.	P. Q.	P. Q.	....	Q. moy.				
— *Source Fontanetta*	....	....	....	Q. abond	Q. abond	Q. abond	Traces	Q. not.				

(**Tableau VIII.**)

DONNÉES FOURNIES SUR LA NATURE DES EAUX DE DIVERSES LOCALITÉS, PAR M. NIEPCE.

DÉSIGNATION DES LOCALITÉS.	NOMBRE ET PROPORTION POUR 1.000 DES Goîtreux.	Crétins.	Carbonate de chaux.	Sulfate de chaux.	Chlorure de calcium.	Chlorure de sodium.	Sels magnésiens.	Iode et brome.	Fer, silice, alumine.	TOTAL sur 1,000 gr.	Matières organiques.	Principes divers.
SAVOIE.												
Conflans. *Eau*	N. 11 P. 3.2	N. 15 P. 4.4	0.0	0.007	0.043	0.021	......	I. et b. tr.	......	0.074	Abond.	
Grignon. *Eau du ruisseau*	N. 27 P. 69.4	N. 23 P. 59.4	0.960	0.020	0.090	0.050	......	......	......	1.120		
La Bâthie. *Eau de Gaburgy*	......	......	0.547	0.011	0.113	0.020	......	B. traces	......	0.644		
— *Ruisseau de Clément*	N. 18 P. 46.4	N. 7 P. 6.3	0.408	0.030	0.040	Traces	0.008	B. traces	......	0.156		
Sainte-Hélène-des-Millières. *Eau*	N. 361 P. 263.1	N. 67 P. 48.8	0.437	0.014	0.046	Traces	......	......	......	0.166	Traces	
Saint-Maurice. *Eau de la fontaine du Bourg*	N. 9 P. 2.8	N. 34 P. 40.5	0.730	0.003	N. de ch. 0.015	0.014	......	I. traces	......	0.762		
Aime. *Eau du ruisseau qui sépare le bas du Bourg*	N. 60 P. 53.4	N. 33 P. 27.7	0.237	0.017	Traces	0.021	......	......	......	0.277		
Villars-le-Goîtreux. *Eaux*	......	......	1.730	0.070	0.190	0.030	......	Traces	......	2.020		
Coise. *Source qui produit le goître?*	N. 200 P. 117.5	N. 13 P. 10.5	0.166	0.049	0.009	......	......	......	......	0.224	Traces	
— *Source qui guérit le goître?*			0.680	0.028	......	0.028	0.035	......	F. traces	0.770		
Montmélian. *Fontaine supérieure, analyse de M. Gueymard*	N. 0	N. 5 P. 3.7	0.481	0.049	......	......	0.020	......	F. traces S. 0,005	0.234	0.003	
ISÈRE.												
Eau de l'Isère, près de Landry	......	......	0.003	0.005	0.003	0.004	......	......	S. traces	0.015		
Allevard. *Fontaine de la rue Jérusalem, au point d'émergence*	N. 422 P. 156	N. 86 P. 31	1.762	0.182	0.239	0.042	......	......	F. s. trac.	2.225		
— — — — *Après 55m de parcours*	......	......	0.892	0.131	0.233	0.026	......	......	F. s. trac.	0.992		
— — — — *Apr. 600m de parc. où on la boit*	......	......	0.134	0.078	0.234	0.030	......	......	F. s. trac.	0.473		
— — — — *Source du pic du Gr.-Charnier*	......	......	0.012	......	0.007	......	......	......	S. traces	0.049		
Layssaud, près de Pontcharra. *Emergence*	......	......	1.243	0.047	0.022	......	0.040	......	Sil d'al. 0.035	1.356		
— — — *Après 60m*	......	......	1.036	0.008	0.013	......	0.022	......	0.023	1.102		
— — — *Au village après 800m*	......	......	0.856	Traces	0.009	......	0.007	......	0.018	0.890		
Tencin. *Fontaine au-dessous du bureau des douanes*	N. 158 P. 151	N. 23 P. 22.1	0.434	0.009	......	......	0.034	Traces	F. s. trac.	0.497		
Versoud	N. 442 P. 244	N. 47 P. 32.1	0.434	0.005	0.026	0.010	0.010	......	S. d'al. 0.001	0.483		
Domène. *Eau des fontaines*	N. 455 P. 274	N. 42 P. 26	0.437	0.009	0.016	0.007	......	Traces	......	0.469		
Vaulnaveys	N. 375 P. 409	N. 68 P. 74.2	0.402	0.007	0.008	0.003	......	......	F. s. a. tr.	0.424		
Sassenage	N. 580 P. 504	N. 56 P. 48.4	0.063	0.009	0.002	0.011	......	Traces	......	0.085		
Vizille	N. 184 P. 66	N. 14 P. 5	0.058	0.011	0.006	Traces	......	......	......	0.075		
Buisserate	0	0	0.138	Traces	0.004	Traces	0.004	......	......	0.142		
Grenoble. *Fontaine chât. d'eau*	N. 0	N. 0	0.096	0.003	......	0.004	0.007	......	......	0.140		
— *Source de la Tronce (M. Gueymard)*	......	......	0.480	......	......	......	0.033	......	......	0.215	Arg. 0,001	
Saint-Pierre-d'Argenson. *Source indiquée comme guérissant le goître*	......	......	0.886	......	......	0.540	0.563	Q. notab.	F. traces	3.113	Carb. s. 0.194. Sulf. s. 0.336.	
LOIRE.												
Bourg-Argental. *Eau des fontaines*	......	......	0.057	0.010	0.029	0.039	Traces	Traces	......	0.115		
Ruthainges. *Sources (granite)*	......	......	0.036	......	0.014	0.032	Traces	Traces	S. 0.005	0.136	Traces	
Jouzieux. *Eau (granite)*	......	......	0.079	......	0.038	0.026	Traces	Traces	S. traces	0.164	Traces	Phos. c. 0.022
La Valla. *Eau (Terr. porphyrique)*	......	......	0.088	0.024	0.028	0.041	......	......	S. 0.012	0.192		
Isieux. *Eau (Terr. houiller)*	Crétins et goîtreux.		0.310	0.0	0.008	0.035	......	Traces	S. 0.005	0.349	Traces	
SAONE-ET-LOIRE.												
Lournaud, près Cluny. *Source (Terr. jurassiq.)*	......	......	0.467	0.021	0.140	0.005	0.010	Traces	......	0.343		
Pierclos	Goîtres.		0.207	0.039	0.014	0.008	Traces	......	......	0.264	Traces	
Chevagny. *Source (Terr. de transition)*	Quelques goîtres.		0.142	0.033	......	0.046	......	......	S. 0.051	0.221	......	Sulfhydr.
Urigny, près de Macon. *Eau de puits*	Id.		0.065	0.084	0.032	......	0.023	Traces	F. traces	0.200	......	Traces

(Tableau IX.) **23 départements** *où, d'après l'enquête de 1851, le goître existe à l'état endémique dans la proportion de plus de 1 sur 1.000.*

Nos DE CLASSEMENT.	DÉPARTEMENTS.	POPULATION.	NOMBRE DES GOITREUX.	PROPORTION sur 1.000 habitants.	NOMBRE ANNUEL DES EXEMPTIONS POUR CAUSE DE GOITRE. D'après M. Boudin. Numéro de classement.	D'après M. Boudin. Proportion sur 1.000 exempt.	D'après M. Grange, cité par M. Tardieu. Numéro de classement.	D'après M. Grange, cité par M. Tardieu. Proportion sur 1.000 exempt.	NATURE GÉOLOGIQUE DU SOL.
1	Puy-de-Dôme	585.558	15.728	28.0	22	9.78	24	7	1° Primitifs. 2° Tertiaire moyen. 3° Volcaniques (basaltes).
2	Hautes-Alpes	132.584	2.440	18.4	1	88.32	1	94	1° Primitifs. 2° Jurassique. 3° Crétacé supérieur.
3	Isère	218.334	3.408	15.6	3	33.85	4	34	1° Primitifs. 2° Crétacé inférieur. 2° Tertiaire supérieur et moyen.
4	Hautes-Pyrénées	244.196	3.611	14.7	2	38.54	2	45	1° Primitifs. 2° Transition. 3° Jurassique. 4° Crétacé. 5° Tertiaire supérieur et moyen, inférieur (par bandes).
5	Basses-Alpes	156.055	1.430	9.1	6	32.39	3	41	1° Jurassique. 2° Crétacé supérieur. 3° Tertiaire supérieur.
6	Cantal	257.423	2.096	8.1	18	11.43	14	13	1° Primitifs. 2° Volcaniques.
7	Meurthe	444.594	2.091	4.6	16	12.56	15	13	1° Trias (Grès bigarré, Muschelkack). 2° Jurassique.
8	Rhône	500.831	2.164	4.3	4	33.01	»	»	1° Primitifs-Gneiss (R. G. du Rhône). 2° Tertiaire supérieur (R. D.)
9	Aisne	542.213	2.137	3.9	15	12.77	13	14	1° Crétacé supérieur. 2° Tertiaire inférieur.
10	Jura	316.884	1.140	3.5	11	16.81	11	15	1° Jurassique.
11	Ariége	266.607	795	2.9	5	32.65	5	29	1° Primitifs. 2° Transition. 3° Jurassique. 4° Crétacé inférieur et supérieur.
12	Corrèze	306.480	875	2.8	20	10.39	20	9	1° Primitifs (gneiss ; Granite). 2° Trias.
13	Haute-Marne	257.567	600	2.3	26	7.65	26	6	1° Jurassique.
14	Vosges	352.619	805	2.2	7	26.53	6	26	1° Primitifs 2° Trias, Grès bigarré, Muschelkack, Grès des Vosges. 3° Alluvions; Tourbes.
15	Haute-Garonne	468.153	958	2.0	25	8.10	27	3	1° Crétacé inférieur. 2° Tertiaire supérieur et moyen. 3° Alluvions ; Tourbes.
16	Drôme	311.551	567	1.8	12	16.34	25	6	1° Jurassique. 2° Crétacé inférieur. 3° Tertiaire moyen. 4° Diluvium.
17	Haut-Rhin	464 775	7[illegible]6	1.7	9	18.47	9	16	1° Tertiaire supérieur. 2° Alluvions, Tourbes.
18	Bas-Rhin	620.113	864	1.3	13	15.39	10	15	1° Diluvium alpin. 2° Alluvions, Tourbes.
19	Pyrénées-Orient	173.592	231	1.3	24	8.33	22	8	1° Primitifs. 2° Tertiaire supérieur.
20	Aveyron	375.083	495	1.3	14	13.15	12	14	1° Primitifs. 2° Jurassique. 3° Alluvions, Tourbes.
21	Gard	376.062	496	1.2	29	2.94	28	3	1° Crétacé inférieur. 2° Tertiaire moyen.
22	Vaucluse	251.080	299	1.1	28	4.25	»	»	1° Crétacé inférieur. 2° Tertiaire moyen. 3° Diluvium.
23	Doubs	275.997	279	1.0	27	5 36	26	6	1° Jurassique, étage inférieur et moyen.
	Départements qui se trouvent classés au nombre des 23 départements les plus gravement atteints d'après les résultats obtenus par MM. Boudin et Grange.								
24	Haute-Loire	298.137	268	»	23	9.78	19	9	1° Primitifs. 2° Volcaniques.
25	Lot	»	»	»	21	10.19	17	11	1° Primitifs ; granite. 2° Jurassique.
26	Ain	355.694	227	»	19	10.50	23	7	1° Jurassique inférieur et moyen. 2° Tertiaire supérieur.
27	Dordogne	405.477	380	»	17	11.48	»	»	1° Crétacé inférieur. 2° Tertiaire moyen.
28	Ardèche	»	Ass. nomb.	»	10	17.81	7	20	1° Primitif. 2° Jurassique. 3° Crétacé inférieur.
29	Loire	»	»	»	8	18.95	8	16	1° Primitifs. 2° Transition. 3° Tertiaire moyen. 4° Porphyres rouges.
30	Haute-Saône	»	250	»	»	»	16	11	1° Jurassique. 2° Trias. 3° Tertiaire moyen.
31	Oise	»	Ass. nomb.	»	»	»	18	11	2° Tertiaire inférieur. 2° Crétacé supérieur.
32	Basses-Pyrénées	»	»	»	»	»	21	9	1° Crétacé inférieur. 2° Tertiaire supérieur et moyen. 3° Alluvions.

(Tableau X.) **34 Départements** *où, d'après l'enquête de 1851, le goître n'existe pas à l'état endémique.*

DÉPARTEMENTS	PROPORTION ANNUELLE POUR 1.000 DES EXEMPTIONS D'APRÈS		NATURE GÉOLOGIQUE DU SOL.
	M. Grange.	M. Boudin.	
Ardennes	4	»	1° Transition. 2° Jurassique.
Aude	5	3.74	1° Transition. 2° Crétacé inférieur et supérieur. 3° Tertiaire moyen.
Bouches-du-Rhône	1 ou — 1	0.74	1° Jurassique. 2° Crétacé inférieur. 3° Tertiaire moyen. 4° Alluvions, Tourbes.
Calvados	1 ou — 1	1.07	1° Trias. 2° Jurassique. 3° Tertiaire moyen. 4° Alluvions, Tourbes.
Charente-Inférieure	1 ou — 1	0.25	1° Jurassique. 2° Crétacé inférieur.
Cher	1 ou — 1	1.20	1° Jurassique, étage moyen. 2° Tertiaire moyen.
Côtes-du-Nord	0	0.07	1° Primitifs. Granite. 2° Transition, supérieur.
Eure	3	2.87	1° Crétacé inférieur. 2° Tertiaire moyen et supérieur.
Eure-et-Loire	0	0.57	1° Tertiaire moyen et inférieur.
Finistère	1 ou — 1	0.0	1° Primitifs. 2° Transition.
Gers	1 ou — 1	0.93	1° Tertiaire moyen.
Gironde	0	0.18	1° Tertiaire supérieur et inférieur. 2° Alluvions. Tourbes.
Ille-et-Vilaine	0	0.06	1° Transition moyen. 2° Bandes de terrain tertiaire.
Indre	0	0.26	1° Jurassique. 2° Tertiaire moyen.
Indre-et-Loire	0	0.15	1° Tertiaire moyen et supérieur.
Landes	1 ou — 1	1.62	1° Tertiaire supérieur.
Loir-et-Cher	1 ou — 1	0.19	1° Tertiaire moyen.
Loiret	0	0.37	1° Tertiaire moyen.
Lot	11	10.19	1° Primitifs. Granite. 2° Jurassique.
Lot-et-Garonne	1 ou — 1	9.50	1° Tertiaire moyen. 2° Alluvions. Tourbes le long des fleuves.
Manche	0	0 07	1° Primitif. Granite. 2° Transition.
Mayenne	0	0.21	1° Transition, moyen.
Morbihan	0	0.0	1° Primitif. Granite. 2° Alluvions Tourbes.
Nord	1 ou — 1	3.04	1° Crétacé supérieur. 2° Tertiaire supérieur.
Basses-Pyrénées	9	9.36	1° Crétacé inférieur. 2° Tertiaire supérieur et moyen. 3° Alluvions.
Sarthe	1 ou — 1	0.94	1° Crétacé inférieur. 2° Tertiaire moyen.
Seine	1 ou — 1	0.48	1° Tertiaire moyen. 2° Alluvions. Tourbes.
Seine-et-Marne	2	0.91	1° Tertiaire moyen et inférieur.
Somme	3	1.76	1° Crétacé supérieur. 2° Tertiaire supérieur et moyen.
Tarn	2	1.89	1° Primitifs. 2° Tertiaire moyen.
Tarn-et-Garonne	2	1.05	1° Jurassique. 2° Tertiaire supérieur et moyen.
Vendée	0	0 36	1° Primitifs. 2° Transition. 3° Alluvions, Tourbes.
Haute-Vienne	3	2.77	1° Primitifs. Granite.
Yonne	1 ou — 1	0.49	1° Jurassique étage moyen. 2° Crétacé inférieur. 3° Tertiaire moyen.

Tableau XI.) *Nombre et proportion des crétins et des goîtreux dans les divers mandements de la Savoie. Altitude, nature géologique du sol, configuration géographique et nature des eaux potables.*

Classement d'après la proportion des crétins de tout genre.	PROVINCES.	MANDEMENTS.	POPULATION (recens. de 1838)	NOMBRE DES — Crétins, demi-crétins et crétineux. — Sans goître.	Avec goître.	Non spécif.	TOTAL.	Crétins au plus haut degré.	PROPORTION sur 1.000. — Des crétins, demi-crétins et crétineux.	Des crétins complets.	NOMBRE DES GOITREUX.	PROPORTION sur 1.000 des goitreux.	Classement d'après la proportion des goitreux.	ALTITUDES	NATURE GÉOLOGIQUE DU SOL.	CONFIGURATION GÉOGRAPHIQUE.	NATURE DES EAUX POTABLES.
1	Maurienne......	Aiguebelle......	10.099	62	371	»	433	185	42.9	18.3	1.124	111.2	2	280 à 650	Montagnes de roches cristallines primitives. Alluvions de l'Arc et de l'Isère. Détritus d'argile et de schiste.	Vallées marécageuses dans le fond.	Eau de torrents alimentés par la fonte des neiges.
2	—	Lachambre......	10.687	62	293	»	355	168	33.5	15.8	1.031	97.3	3	480 à 1200	Roches primitives couvertes de calcaire jurassique.	Gorges profondes. Marais.	Eaux de source chargées de sulf. de chaux.
3	Tarentaise......	Bozel..........	7.825	35	191	»	226	83	28.8	11.2	933	119.2	1	700	Sol talcé; Gypse métamorphique. Schistes et psammites avec anthracites.	Vallées profondes et très-étroites.	Eau de torrent, de sources qui sortent du tuf.
4	Maurienne......	Modane........	5.402	22	109	»	131	37	24.2	6.8	488	90.3	4	1113 à 1800	Alluvions sur le flanc des montagnes composées de calcaire jurassique et de gypse métamorphique. Anthracite et serpentine avec dialage.	Vallées étroites et profondes.	Eaux de source chargées de tuf.
5	—	Saint-Michel....	6,468	23	100	»	123	75	18.9	11.5	178	27.1	11	700 à 1000	— — — — —	— — —	— — —
6	—	St-Jean-de-Maurienne........	15.617	42	240	»	282	133	18.0	8.5	888	56.8	6	570 à 1630	Calcaires et schistes modifiés dans presque toute la vallée; gypse dans quelques endroits sur roches cristallines.	Vallées étroites divisées en bassins et gorges étroites. Marais dans le fond.	Eaux de source de la fonte des neiges. Dans quelques endroits eaux surchargées de sulf. de ch.
7	Haute-Savoie....	Grésy...........	8.950	65	96	»	161	23	17.9	2.5	452	50.5	8	270	Monticules calcaires sur la rive droite. Montagnes schisteuses sur la rive gauche.	Vallée. Marais étendu sur la rive gauche de l'Isère.	Eaux de fonte des neiges, de source, de l'Isère.
8	Faussigny......	Sallanches......	10.206	70	111	»	181	49	17.7	4.8	156	15.2	15	600 à 800	Sol schisteux, calcaire jurassique transformé çà et là en gypse. Alluvions ardoisières.	Vallées profondes et étroites, marais.	Eaux de l'Arve et des sources.
9	Tarentaise......	Aime............	10.394	37	104	26	167	66	16.0	6.3	552	53.1	7	758	Sol schisto-argileux, alternant avec psammite et macigno.	Vallées profondes et étroites.	Eau de fonte des neiges.
10	—	Moutiers........	16.598	68	110	30	208	62	12.5	3.7	625	37.6	10	588	Calcaire, gypse métamorphique, schiste argileux et poudingue quartzeux représentant la partie la plus ancienne de la formation jurassique.	— — —	— — —
11	Haute-Savoie....	Albertville......	15.335	62	99	16	177	57	11.5	3.7	580	37.8	9	300	Terrain de micaschiste et au-dessus calcaire et gypse jurassiques.	Vallées profondes.	Eaux de fonte des neiges; dans citernes.
12	Maurienne......	Chamoux........	7.775	24	54	»	78	19	10.1	2.6	498	64.0	5	200 à 900	Montagne de calcaire jurassique couverte d'alluv. anciennes. Alluvions sablonneuses.	Vallées étroites, peu profondes, marécageuses dans le fond.	Eau de source.
13	Faussigny......	Samoens........	6.404	30	27	»	57	10	8.9	1.5	24	3.7	26	700 à 1000	Alluvions entourées de calcaire crétacé inférieur.	Montagneux.	— — —
14	Savoie propre..	La Rochette.....	8.847	44	33	»	74	40	8.3	4.5	229	25.8	12	250	Alluvions siliceuses dans le bas. Schiste dans la hauteur.	Vallée profonde et marécageuse.	Eaux de torrents, fonte des neiges contenant beaucoup de carb. de ch.
15	Faussigny......	Saint-Gervais...	11.596	33	53	»	86	34	7.4	2.9	34	2.9	27	700 à 1200	Sol schisteux, calcaire jurassique transformé çà et là en gypse.	Gorges et vallées profondes.	Eau de source, fonte des neiges.
16	Tarentaise......	Bourg St-Maurice.	11.871	28	50	»	78	40	6.5	3.3	50	4.4	25	881	Sol talcé, schisto-argil. couvert de calcaire jurassique, et gypse métamorphique.	Vallées profondes.	Eau de l'Isère et fonte des neiges.
17	Faussigny......	Cluses..........	9.814	13	49	»	62	22	6.3	2.2	143	14.5	16	450 à 800	Montagnes en partie de calcaire crétacé infér., en partie de calcaire avec macigno nummulitique.	Fond de la vallée alluvial.	Eau d'Arve.
18	Savoie propre....	Montmélian......	11.280	30	42	»	72	26	6.3	2.3	52	4.5	22	270	Sol de la rive droite de l'Isère argileux, calcaire, gypseux; de la rive gauche silic. Cailloux de la période tertiaire. Alluv. sablonn. dans le fond de la vallée.	Vallées peu profondes, marécageuses.	Eaux de source et de torrent contenant beaucoup de carb. et de sulf. calc.
19	—	Motte-Servolex...	11.060	18	43	»	61	22	5.5	1.9	54	4.8	21	220	Sur la hauteur, strates calc. jurassiques (Villages non infectés).	Fonds marécageux.	Eaux de source.
20	Faussigny......	Bonneville......	13.974	11	59	»	70	19	5.0	1.3	326	23.3	13	480	Détritus de schiste. Sol argileux, calcaire.	Fond de la vallée marécageux.	Eaux d'Arve.
21	Savoie propre...	Yenne..........	9.965	15	27	»	42	15	4.2	1.5	44	4.5	23	213	Terrain tertiaire sur calcaire crétacé.		Eau de puits, de torrent, altérée par cloaques.
22	—	St-P.-d'Albigny..	7.753	11	18	»	29	14	3.7	1.8	84	10.8	17	315	Vallées et montagnes de calcaire avec gypse, couronné de calcaire jurassique.		Eau de source et de torrent; beaucoup de carb. et de sulf.
23	Chablais........	Thonon..........	14.232	17	27	»	44	5	3.0	0.4	402	7.4	19	380 à 550	Dépôts lacustres, argileux et calcaires.	Vallées peu profondes, plateaux et monticules.	Eau de source.
24	Maurienne......	Lanslebourg.....	6.376	9	7	»	16	10	2.5	15.5	122	19.1	14	1434 à 2000	Alluv. sur le flanc des montagnes composées de calcaire jurassique et de gypse métamorphique.	Vallées étroites et profondes.	Eau de fonte des neiges contenant peu de sels.
25	Haute-Savoie....	Ugines..........	8.015	7	8	»	15	5	1.8	0.6	6	0.7	33	537	Calcaire, poudingue et schistes jurassiques.		Eau de sources dont quelques unes sortent du terrain de tuf.
26	Faussigny......	Reignier........	9.885	10	8	»	18	12	1.8	1.2	9	0.9	32	500 à 1000	Sol alluvial avec collines tertiaires au midi.	Montagneux.	Eau de source et de fonte de neiges.
27	Chablais........	Evian...........	11.235	10	10	»	20	5	1.7	0.4	15	1.3	34	380 à 500	Dépôts lacustres, argileux, calcaires.	Vallées peu profondes, plateaux et monticules.	Eau de source.
28	—	Douvaine........	9.742	12	5	»	17	»	1.7	0.0	15	1.5	30	375 à 450	— — — — —	— — —	— — —
29	Haute-Savoie....	Beaufort........	7.424	6	3	»	9	5	1.2	0.7	16	2.1	28	550	Schistes et micaschistes et autres roches primitives.	Vallées étroites, marécageuses dans quelques endroits.	Eau de source et de fonte de neiges de qualité excellente.
30	Faussigny......	La Roche........	8.758	7	2	»	9	1	1.0	0.1	39	4.6	24	400 à 500	Calcaire crétacé inférieur. Les collines au couchant sont de l'époque tertiaire.		Eau d'Arve.
31	Savoie propre..	Saint-Genix.....	7.848	4	3	»	7	6	0.8	0.7	16	2.0	29	205	Terrain tertiaire.		
32	Chablais........	Le Biot.........	7.405	6	0	»	6	5	0.8	0.7	4	0.4	37	600 à 1000	Hautes montagnes appartenant au grand soulèvement central. Schiste feuilleté.	Vallées profondes.	Eau de source et de torrents alimentés par les neiges.
33	Genevoix........	Thorens.........	8.211	7	0	»	7	»	0.8	0.0	0	0.0	41	400	Calcaire et autres roches crétacées.		
34	Faussigny......	Annemasse......	11.072	7	1	»	8	2	0.7	0.1	1	0.09	39	375 à 450	Détritus de schistes, sol argileux, calcaire.	Fond de la vallée marécageux.	Eau d'Arve.
35	—	Saint-Jeoire....	11.425	4	4	»	8	»	0.7	0.0	5	0.4	36	500 à 900	Calcaire crétacé inférieur, avec roches nummulitiques au-dessus.		Eau de sources alimentées par la fonte des neiges.
36	Savoie propre....	Pont-Beauvoisin.	9.069	1	5	»	6	4	0.6	0.4	4	0.4	38	230	Terrain tertiaire.		
37	—	Rufflieux........	5.870	»	4	»	4	1	0.6	0.1	44	7.4	18	230	Terrain tertiaire, crétacé et jurassique.	Monts et vallées peu profondes.	Eaux de source.
38	Faussigny......	Taninge.........	8.144	3	2	»	5	5	0.6	0.2	4	0.4	35	650 à 1000	Montagnes de calcaire nummulitique. Alluv. au fond de la vallée.		— — —
39	Savoie propre...	Les Echelles....	9.770	3	»	»	3	»	0.3	0.0	52	5.4	20	253	Terrain crétacé et tertiaire.		Eau de source et de ruisseau provenant de la fonte des neiges.
40	Genevoix........	Seyssel.........	7.462	2	»	»	2	»	0.2	0.0	0	0.0	42	308	Tertiaire sur calcaire crétacé inférieur.		
41	Savoie propre....	Chambéry.......	30.205	2	4	»	6	4	0.1	0.1	10	0.3	35	264	Terrain jurassique, tertiaire et d'alluvion.	Petites vallées peu profondes et monticules.	Eau de source excellente.
42	Genevoix........	Rumilly.........	16.763	7	»	»	7	»	0.1	0.0	0	0.0	43	290	Collines tertiaires.		
43	Savoie propre...	Aix-les-Bains...	13.744	»	»	»	»	»	0.0	0.0	1	0.07	40				

(**Tableau XII.**) *Nombre et proportion des crétins et des goitreux dans les divers mandements des États Sardes, autres que ceux qui appartiennent à la Savoie.*

Classement d'après la proportion des crétins de tous degrés	PROVINCES.	MANDEMENTS.	POPULATION.	NOMBRE DES Crétins.	NOMBRE DES Goitreux.	PROPORTION SUR 1.000 DES Crétins.	PROPORTION SUR 1.000 DES Goitreux.	NATURE GÉOLOGIQUE DU SOL.	CONFIGURATION GÉOGRAPHIQUE.	NATURE DES EAUX POTABLES
1	AOSTE	Gignod	7.102	637	429	89.6	60.4	Calcaires gypseux. Terrain comme à Aoste.	Vallées profondes.	Eau du torrent Buttier. Ea sources.
2	AOSTE	Verrès	10.466	497	398	47.4	38.0	Terrain siliceux et calcaire. Alluvions récentes.	Vallée assez large, marécageuse dans le fond	Eaux de sources et de torr
3	CONI	Villapalletto	4.439	134	580	30.1	130.7	Alluvions.	Plaines. Etangs.	
4	AOSTE	Quart	9.573	282	1.188	29.4	124.0	Terrain siliceux et calcaires. Alluvions récentes.	Vallée assez large, marécageuse dans le fond.	Eaux de sources et de torr
5	AOSTE	Châtillon	12.399	364	574	29.3	46.2	Terrain comme à Aoste, et roches traversées par serpentine.	Vallées en quelques endroits marécageuses.	Eaux de la Doire et de sou
6	AOSTE	Aoste	17.433	281	764	16.1	43.8	Alluvions formées de sable; cailloux et argile cimentée avec calcaire. Les montagnes environnantes sont de calcaire avec diverses roches schisteuses métamorphiques.		Eaux de la Doire et du Bu
7	SALUCES	Villanova-Solaro	8.194	119	2.382	13.3	290.7	Alluvions.	Plaine.	
8	PIGNEROL	Perosa	4.158	43	97	10.3	23.3	Sol en général de gneiss et micaschiste primitif. Alluvions argileuses. Granits et marbres en divers endroits.	Vallées peu profondes.	Eaux de source et de la des neiges.
9	PIGNEROL	Buriasco	5.806	48	250	8.2	43.0	Alluvions de sable et de cailloux.	Collines et vallées alternent.	Eau de pluie. Eau de sourc puisée capable de donne goitre.
10	SALUCES	Revello	8.705	69	1.302	7.9	149.5	Alluvions sablonneuses du Pô au pied des montagnes composées de calcaire et de schistes métamorphiques.	Vallées larges et peu profondes.	Eaux de source et du Gouv
11	AOSTE	Morgex	9.826	77	93	7.8	9.4	Sol calcaire joint à roches talco-quartzeuses métamorphiques de l'époque jurassique.	Vallées profondes.	Eaux de source quelque torrents.
12	CONI	Fossano	16.041	115	540	7.2	33.6	Alluvions.	Plaines.	
13	IVRÉE	Settimo-Vittone	6.932	46	29	6.6	4.1	Roches schisteuses et calcaires métamorphiques.	Montagnes et vallées peu profondes.	Eau de la Doire Baltée e sources.
14	IVRÉE	Locana	6.703	44	0	5.5	0.0	Micaschistes, calcaires et schistes métamorphiques.	Vallées profondes, étroites.	Eau de l'Orco, eaux de so provenant de la fonte neiges
15	SALUCES	Sanfront	6.552	42	100	6.4	15.2	Alluvions du Pô. Collines calcaires et schisteuses métamorphiques.	Vallées un peu étroites et profondes.	Eaux de sources et du Bro
16	PIGNEROL	Fenestrelle	9.080	50	34	5.4	37.3	Schistes métamorphiques, calcaire cristallin, serpentine et amphibole.	Montagnes et vallées étroites et profondes.	Eaux de source et de la des neiges.
17	IVRÉE	Ivrée	16.243	86	309	5.3	25.2	Schistes métamorphiques. Alluvions.	Collines et plateaux alternant.	Eau de la Doire Baltée.
18	IVRÉE	Borgomasino	7.437	37	306	4.9	41.1	Terrain alluvial.		Eaux de sources.
19	IVRÉE	Lessolo	6.185	27	53	4.3	8.5	Granits et calcaires recouverts de schistes métamorphiques.		Eaux de sources.
20	IVRÉE	Pavone	6.708	27	699	4.0	104 2	Alluvions.	Petites vallées et collines.	Eaux de sources.
21	SALUCES	Venasca	7.899	31	10	3.9	1.2	Sol tantôt schisteux, tantôt calcaire traversé par le granite.	Vallées étroites et profondes.	Eau de torrent et de sourc
22	IVRÉE	Vistrorio	6.089	23	4	3.7	0.6	Sol calcaire et schisteux alternant.	Collines.	Eaux de sources.
23	AOSTE	Donnaz	11.311	42	108	3.7	9.5	Sol siliceux dans le bas, schistes stéatiteux dans la hauteur. Roches primitives.	Vallées profondes.	Eaux de fontaine, de torre la Doire Baltée.
24	CONI	Centallo	4.533	16	0	3.5	0.0	Alluvions.	Plaines.	
25	SALUCES	Verzuolo	7.723	24	11	3.1	1.4	Alluvions sablonneuses au milieu desquelles sont des schistes métamorphiques et argileux du terrain tertiaire.	En partie collines au pied des Alpes, en partie plaines.	Eau de torrent et de sourc
26	CONI	Prazzo	6.242	19	33	3.0	5.2	Alluvions sur roches calcaires et schisteuses métamorphiques.	Montagnes et vallées.	
27	CONI	Vinadio	7.575	23	243	3.0	32.2	Sol calcaire, schiste cristallin métamorphique.	Vallée profonde et étroite.	
28	IVRÉE	Pont	14.924	41	85	2.7	5 6	Sol calcaire et schiste métamorphique.	Vallée profonde et très-étroite.	Eau de l'Orco, eau de so excellente.
29	SUSE	Condove	7.068	19	44	2.6	6.2	Roches schisteuses, feldspathiques, serpentine.	Vallées larges peu profondes.	Eau de source et de fon neiges.
30	IVRÉE	Azeglio	9.309	23	2	2.4	0.2	Terrain alluvial.		Eau de source.
31	IVRÉE	S. Giorgio	8.670	20	62	2.3	7.3	Alluvions de sables et cailloux. Moraines d'anciens glaciers.	Collines et petites vallées alternent.	Eau de source.
32	PIGNEROL	Vigone	11.790	24	10	2.0	0.8	Alluvions.	Plaines. Marais. Etangs.	Eau de puits et de citern
33	CONI	Demonte	9.975	20	0	2.0	0 0	Alluvions sur la pente des montagnes composées de schistes et de calcaire avec poudingue quartzeux au-dessous.	Vallée assez large. Etangs.	Eau de torrent.

Données extraites des documents de M. Niepce.

LOCALITÉS.	POPULATION.	CRÉTINS.		GOITREUX.		NATURE GÉOLOGIQUE DU SOL.
		Nombre.	Proportion.	Nombre.	Proportion.	
ARRONDISSEMENTS.						
Grenoble....	202.773	1.390	6 7	15.658	77.2	Alluvion. Jurassique. Crétacé inférieur. Primitif.
Saint-Marcellin...........	73.292	40	0.5	2.343	31.9	Alluvion. Tertiaire moyen, supérieur.
Latour-du-Pin	111.988	»	0.0	503	4.4	Jurassique. Tertiaire moyen, supérieur.
Vienne..........	138.474	»	0.0	296	2.1	Alluvion. Tertiaire moyen.
CANTONS DE L'ARRONDISSEMENT DE GRENOBLE.						
Entraigues	5.903	136	23.0	1.323	224.1	Alluvion. Jurassique. Primitif.
Sassenage............ ..	5.860	100	17.0	1.819	310.4	— Crétacé inférieur
Goncelin.	11.807	215	18.2	2.117	170.8	— Jurassique. Primitif.
Domène............	10.144	183	18.3	2.073	204.3	— Jurassique. Primitif.
Vizille...	13.533	234	17.2	2.027	149.7	— Jurassique. Primitif.
Allevard	8.769	126	14.3	1.212	138.2	— Jurassique. Primitif.
Villard-de-Lans.	5.217	5	0.9	53	1.0	— Crétacé inférieur.
COMMUNES DU CANTON D'ENTRAIGUES.						
C. de Valbonnais...	1.386	48	34.6	428	308.8	Jurassique.
C. Sassenage...	1.155	56	48.4	580	502.1	Crétacé inférieur.
C. Goncelin..............	1.628	46	28.2	305	187.3	Alluvion, au contact du jurassique.
C. Domène...............	1.584	42	26.5	435	274.6	Alluvion, au contact du jurassique.
CANTON DE VIZILLE.						
C. de Vaulnaveys-le-Bas...	916	68	74.2	375	409.3	Primitif.
C. de Vaulnaveys-le-Haut..	1.664	79	47.3	643	386.3	Primitif.
Allevard	2.690	86	31.9	422	156.8	Jurassique et Primitif.

TABLE DES MATIÈRES.

PAGES.

DU MÊME AUTEUR

SUR LES DIFFÉRENTS MODES D'ASSISTANCE DES ALIÉNÉS. Brochure in-8. 1 fr. 25

DU CŒUR, DE SA STRUCTURE ET DE SES MOUVEMENTS, ou Traité anatomique, physiologique et pathologique des mouvements du cœur de l'homme, contenant des recherches anatomiques et physiologiques sur le cœur des animaux vertébrés. 1 vol. in-8 avec un atlas in-8. . . . . 12 fr.

DU SIÉGE COMMUN DE L'INTELLIGENCE, de la volonté et de la sensibilité chez l'homme. Première partie : Preuve pathologique, in-8. . . . . 2 fr.

A LA MÊME LIBRAIRIE

PARIS. — IMPRIMERIE E. DONNAUD, RUE CASSETTE, 9.

www.ingramcontent.com/pod-product-compliance
Ingram Content Group UK Ltd.
Pitfield, Milton Keynes, MK11 3LW, UK
UKHW031838260826
14628UKWH00001B/457